Rapport sur la santé en Europe

2015

Les cibles et au-delà – atteindre les nouvelles frontières des bases factuelles

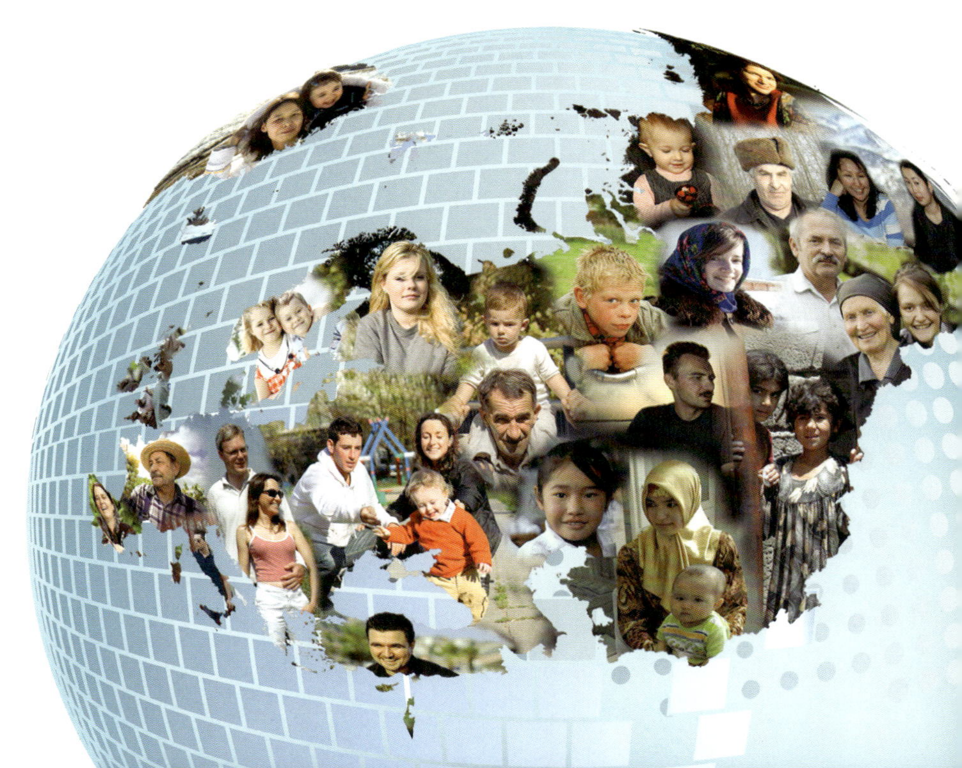

WHO Library Cataloguing in Publication Data

The European health report 2015. Targets and beyond – Reaching new frontiers in evidence.

1. DELIVERY OF HEALTH CARE – EPIDEMIOLOGY AND STATISTICS.   2. HEALTH POLICY.   3. HEALTH STATUS INDICATORS.
4. PUBLIC HEALTH – TRENDS.   5. MORTALITY – STATISTICS.   6. REGIONAL HEALTH PLANNING.   I. World Health Organization.

ISBN 978 92 890 2430 3   (NLM Classification: WA 900)

eISBN 978 92 890 2432 7

ISBN 978 92 890 2430 3

Les demandes concernant les publications du Bureau régional sont à adresser à :
    Service des publications
    Bureau régional de l'OMS pour l'Europe
    UN City
    Marmorvej 51
    DK-2100 Copenhague Ø
    Danemark
Vous pouvez également remplir un formulaire de demande de documentation, d'informations sanitaires ou d'autorisation de reproduire/traduire sur le site Web du Bureau régional (http://www.euro.who.int/PubRequest?language=French).

Direction artistique : Ref–Point.net. Photos : Getty Images.

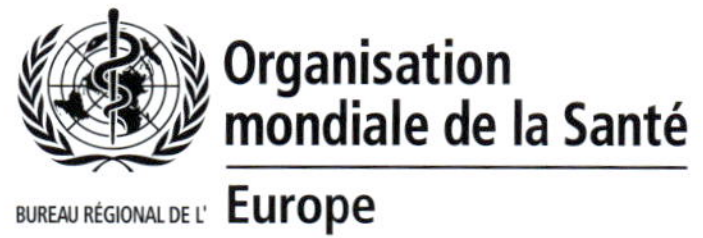

Rapport sur la santé en Europe

2015

Les cibles et au-delà – atteindre les nouvelles frontières des bases factuelles

Table des matières

01

Présentation générale 1

02

**Progrès accomplis sur la voie de la réalisation des cibles
de Santé 2020** 7

Remerciements

Le *Rapport sur la santé en Europe 2015* a été élaboré sous la direction de Claudia Stein (directrice, Division de l'information, des bases factuelles, de la recherche et de l'innovation, Bureau régional de l'OMS pour l'Europe). Marieke Verschuuren (rédactrice en chef et médecin épidémiologiste), Nils Fietje (chargé de recherche), Fern Greenwell (chef par intérim de l'unité Information sanitaire, suivi et analyse), Thara Raj (consultante) et Claudia Stein, tous membres de la Division de l'information, des bases factuelles, de la recherche et de l'innovation, Bureau régional de l'OMS pour l'Europe, en sont les principaux auteurs.

Le comité de rédaction du Bureau régional de l'OMS pour l'Europe, constitué de Gunta Lazdane (Division des maladies non transmissibles et de la promotion de la santé à toutes les étapes de la vie), Srdan Matic (Division des maladies transmissibles, de la sécurité sanitaire et de l'environnement), Piroska Östlin (Division de la politique et de la gouvernance pour la santé et le bien-être) et Govin Permanand (Division des systèmes de santé et de la santé publique), a fourni conseils et assistance technique.

Ont également collaboré à la rédaction de ce rapport :
Sarah Atkinson (Université de Durham, Durham, Royaume-Uni) ;
Mohan J. Dutta (Université nationale de Singapour, Singapour) ;
Dóra Guðrún Guðmundsdóttir (Direction de la santé, Reykjavik, Islande) ; Mona Heurgren (Conseil national de la santé et de la protection sociale, Stockholm, Suède) ; Henk Hilderink (Institut national pour la santé publique et l'environnement (RIVM), Bilthoven, Pays-Bas) ; Pamela Rendi-Wagner (Ministère de la Santé, Vienne, Autriche) ; Tara Womersley (consultante indépendante, Aberdeen, Royaume-Uni) ; Galina Evdokushkina, Alla Ivanova, Victoria Semyonova et Elena Zemlyanova (Centre collaborateur de l'OMS pour les statistiques sanitaires et l'analyse, Moscou, Fédération de Russie) ; et Sara Barragan Montes, Joao Breda, Matteo Dembech, Andrey Egorov, Clayton Hamilton, Manfred Huber, Tanja Kuchenmüller, Enrique Loyola, Frederiek Mantingh, Marco Martuzzi, Kristina Mauer-Stender, Mark Muscat, Natela Nadareishvili, Ivo Rakovac, Oliver Schmoll, Dinesh Sethi, Santino Severoni, Abigail Shefer, Karyn Tate, Sarah Thomson et Martin Willi Weber (Bureau régional de l'OMS pour l'Europe).

Les membres du Comité consultatif européen de la recherche en santé et du Groupe d'experts sur les contextes culturels de la santé du Bureau régional de l'OMS pour l'Europe sont intervenus en qualité de pairs évaluateurs externes et ont émis des suggestions et commentaires constructifs.

Sigles et abréviations

CARINFONET	Réseau d'information sanitaire des républiques d'Asie centrale
CEI	Communauté des États indépendants
CIM-10	Classification internationale des maladies, dixième révision
COSI	Initiative pour la surveillance de l'obésité infantile
EHII	Initiative européenne de l'information sanitaire
EVIPNet	Réseau pour des politiques inspirées de bases factuelles
HBSC	Étude sur le comportement des enfants d'âge scolaire en matière de santé
HEN	Réseau des bases factuelles en santé
ILOSTAT	Département de statistique de l'Organisation internationale du travail
IMC	indice de masse corporelle
OCDE	Organisation de coopération et de développement économiques
PIB	produit intérieur brut
PNUD	Programme des Nations Unies pour le développement
RIVM	Institut national pour la santé publique et l'environnement (Pays-Bas)
TMS	taux de mortalité standardisé
UE	Union européenne
UNESCO	Organisation des Nations Unies pour l'éducation, la science et la culture
UNICEF	Fonds des Nations Unies pour l'enfance

Abréviations des noms de pays et nations utilisées dans certains tableaux et figures

ALB	Albanie
AND	Andorre
ARM	Arménie
AUT	Autriche
AZE	Azerbaïdjan
BIH	Bosnie-Herzégovine
BLR	Bélarus
BEL	Belgique
BEL (Fl)	Belgique (néerlandophone)
BEL (Fr)	Belgique (francophone)
BUL	Bulgarie
CRO	Croatie
CYP	Chypre
CZH	République tchèque
DEN	Danemark
DEU	Allemagne
ENG	Angleterre
EST	Estonie
FIN	Finlande
FRA	France
GEO	Géorgie
GRE	Grèce
HUN	Hongrie
ICE	Islande
IRE	Irlande
ISR	Israël
ITA	Italie
KAZ	Kazakhstan
KGZ	Kirghizistan
LTU	Lituanie
LUX	Luxembourg
LVA	Lettonie
MAT	Malte
MDA	République de Moldova
MKD	Ex-République yougoslave de Macédoine
MNE	Monténégro
MON	Monaco
NET	Pays-Bas
NOR	Norvège

POL	Pologne
POR	Portugal
ROM	Roumanie
RUS	Fédération de Russie
SCT	Écosse
SMR	Saint-Marin
SPA	Espagne
SRB	Serbie
SVK	Slovaquie
SVN	Slovénie
SWE	Suède
SWI	Suisse
TJK	Tadjikistan
TKM	Turkménistan
TUR	Turquie
UKR	Ukraine
UNK	Royaume-Uni
UZB	Ouzbékistan
WLS	Pays de Galles

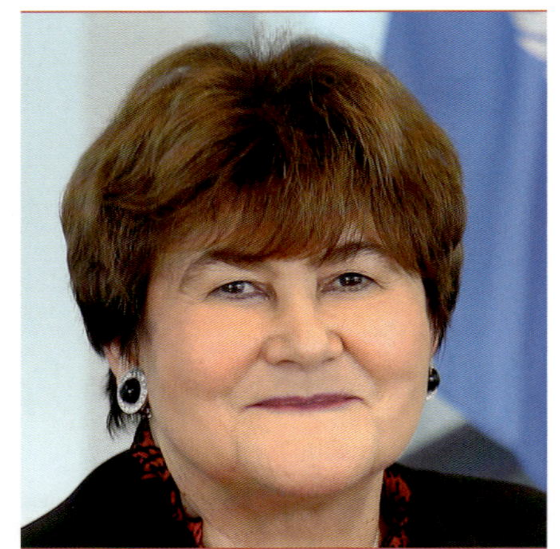

Avant-propos : avancées dans la mise en œuvre de Santé 2020 et adoption de nouvelles formes de bases factuelles

J'ai le plaisir de vous présenter le Rapport sur la santé en Europe 2015, qui constitue une ressource essentielle pour les 53 États membres de la Région européenne de l'OMS et rend compte des progrès accomplis en vue d'atteindre les cibles de Santé 2020. Ce rapport met en lumière les tendances concernant les indicateurs de Santé 2020 et les enseignements tirés des mesures de santé publique mises en œuvre avec efficacité par différents pays en vue d'améliorer la santé et le bien-être de leurs populations. Il s'arrête également sur les nouveaux défis de santé publique apparus ces dernières années, sachant que de nouvelles formes de bases factuelles sont essentielles pour y répondre efficacement. Enfin, il donne un aperçu des travaux innovants menés actuellement dans un but d'amélioration de la mesure et de l'interprétation de la santé et du bien-être.

Le Rapport sur la santé en Europe est un ouvrage phare publié tous les trois ans par le Bureau régional de l'OMS pour l'Europe. Le rapport de 2012 présentait les mesures de 2010 qui servent de référence pour le suivi des progrès accomplis en vue de réaliser les cibles de Santé 2020. Le rapport de 2015, quant à lui, rend compte des avancées réalisées depuis lors. Les cibles englobent la réduction de la mortalité prématurée, l'augmentation de l'espérance de vie, la lutte contre le manque d'équité, l'amélioration du bien-être, la mise en œuvre d'une couverture sanitaire universelle et la définition d'objectifs nationaux par les pays. L'évaluation des données disponibles pour l'ensemble de ces six cibles met en évidence à la fois des évolutions positives et des domaines dans lesquels il est nécessaire d'intensifier l'action en santé publique dans la Région.

Le Rapport sur la santé en Europe de 2012 dressait la liste des défis posés par la mesure et la présentation des progrès accomplis dans la mise en œuvre de Santé 2020, particulièrement en ce qui concerne le bien-être. Le Bureau régional de l'OMS pour l'Europe commence à se pencher sur ces enjeux grâce à une collaboration fructueuse avec d'autres institutions et États membres. Le présent rapport fait le point sur ces travaux et propose de nouvelles sources de bases factuelles qualitatives permettant de décrire le bien-être et de procéder à son suivi dans le contexte de Santé 2020. Les faits et les chiffres ne suffisent pas à appréhender véritablement ce que signifie, en Europe, être en bonne santé et se sentir bien. Le rapport fait au contraire valoir que de nouvelles formes de bases factuelles sont nécessaires pour rendre pleinement compte des expériences en matière de santé et de bien-être.

Le cadre de suivi de Santé 2020, tel qu'il a été adopté par les États membres, occupe une place importante dans ce rapport. Mon équipe du Bureau régional de l'OMS pour l'Europe collabore avec les pays en vue de renforcer leur capacité à suivre les progrès accomplis afin de réaliser les cibles de Santé 2020. Toutefois, une surveillance globale de la santé de la population ne saurait reposer uniquement sur les indicateurs de ce cadre de suivi, qui ignore certains domaines importants de la santé publique. Qui plus est, suivre la santé de la population ne se limite pas à analyser des données et des indicateurs ; il est tout aussi important de veiller à la bonne utilisation des informations sanitaires dans le cadre de l'élaboration des politiques. Ce rapport présente les perspectives et enjeux fondamentaux liés à l'adaptation des informations et des bases factuelles en santé au XXIe siècle.

Avant tout, l'édition de 2015 du Rapport sur la santé en Europe montre les progrès accomplis au niveau régional. Je suis cependant convaincue qu'il constituera également une source d'informations précieuses pour les responsables politiques et qu'il les aidera à déterminer les domaines nécessitant une évaluation plus approfondie et de nouvelles mesures à l'échelon national. Cette publication devrait intéresser l'ensemble des professionnels de la santé publique, des institutions universitaires, des organisations non gouvernementales et autres groupes désireux d'apporter leur contribution à Santé 2020 et d'améliorer la santé et le bien-être dans la Région européenne.

Seule une large collaboration internationale permettra de relever efficacement et durablement les défis auxquels est confrontée la Région européenne dans le domaine de l'information sanitaire. Une harmonisation, une coopération et un partage des connaissances, des expériences et des bonnes pratiques sont indispensables. J'espère, par conséquent, que cet ouvrage incitera les États membres et les autres parties prenantes à s'associer à l'Initiative européenne de l'information sanitaire, fruit d'une collaboration entre le Bureau régional de l'OMS pour l'Europe, les institutions européennes et les

États membres en vue d'améliorer l'information sur laquelle reposent les politiques. La conjugaison des forces est le seul moyen d'obtenir des avancées productives et constructives en matière de recherche-développement dans le domaine de l'information sanitaire.

Zsuzsanna Jakab
Directrice régionale de l'OMS pour l'Europe

Messages clés

Progrès accomplis sur la voie de la réalisation des cibles de Santé 2020

Quelques années seulement après le début de la mise en place de la politique Santé 2020, on constate un accroissement du nombre de pays qui ont entrepris d'adopter et de mettre en œuvre ses principes et approches en vue d'améliorer la santé et le bien-être des citoyens.

La Région européenne de l'OMS est en bonne voie pour atteindre la cible de Santé 2020 relative à une réduction annuelle de 1,5 % d'ici à 2020 de la mortalité prématurée imputable aux maladies cardiovasculaires, au cancer, au diabète sucré et aux maladies respiratoires chroniques. Les avancées accomplies dans la Région sont dues en grande partie aux améliorations réalisées dans les pays qui présentaient les taux les plus élevés de mortalité prématurée.

La consommation d'alcool, le tabagisme et le surpoids et l'obésité comptent toujours parmi les principaux problèmes de santé publique de la Région. L'Europe enregistre les taux les plus élevés au monde en termes de consommation d'alcool et de tabagisme, et les estimations de l'OMS indiquent que la prévalence du surpoids et de l'obésité s'est accrue dans pratiquement tous les pays entre 2010 et 2014.

Malgré une couverture vaccinale contre la rougeole globalement élevée dans la Région, on constate la persistance de lacunes immunitaires qui se traduisent par une transmission endémique continue et quelques flambées épidémiques d'ampleur nationale.

En ce qui concerne les indicateurs de Santé 2020 liés aux déterminants sociaux de la santé – mortalité infantile, espérance de vie, scolarisation en cycle primaire et chômage –, les écarts entre les valeurs les plus élevées et les plus basses se sont réduits. Les données préliminaires indiquent que cette tendance favorable se poursuit depuis 2010, bien que les différences absolues entre les pays restent importantes.

La part des dépenses totales de santé à la charge des ménages au niveau régional (24 %) n'a pas évolué depuis 2010. En 2012, cette part n'était inférieure au seuil de 15 %, déterminant pour prévenir des niveaux catastrophiques de dépenses de santé, que dans 12 des 53 pays de la Région.

Le bien-être et ses contextes culturels

En adoptant Santé 2020, les États membres ont chargé le Bureau régional de l'OMS pour l'Europe de mesurer globalement le bien-être de la population européenne et de rendre compte des résultats obtenus.

Le bien-être est un concept qui intéresse collectivement de nombreux secteurs publics. Sa prise en compte offre d'importantes possibilités en termes d'amélioration de la santé de la population européenne selon une approche pangouvernementale.

Des données de plus en plus nombreuses montrent :

- que le bien-être peut être mesuré de manière fiable aux niveaux local et national ;
- que les informations ainsi obtenues ne peuvent pas être mesurées par d'autres moyens ; et
- qu'en élaborant des politiques qui tiennent compte du bien-être, on peut améliorer la mise en œuvre de programmes, de services et de prestations en matière de santé.

Le bien-être est une réalité subjective et personnelle, mais qui peut également se décrire de manière objective à l'échelle de la population grâce à des indicateurs tels que l'éducation, le revenu et le logement. Si l'on veut essayer d'appréhender le bien-être subjectif dans toute sa complexité, il est nécessaire d'adopter une approche multidisciplinaire et coordonnée de la recherche en santé. Celle-ci impliquera un recours accru à différents types de données qualitatives pour renforcer les données quantitatives provenant des enquêtes sur le bien-être.

La comparaison de données sur le bien-être subjectif entre des groupes évoluant dans des contextes culturels très différents demeure problématique. Dans la mesure où ces contextes influencent fortement le bien-être, leur importance vis-à-vis du bien-être et de la santé en général doit être examinée plus systématiquement.

Une démarche plus participative, intégrant le point de vue des communautés locales, doit être adoptée pour communiquer les informations relatives au bien-être. Des cadres de notification descendants risquent en effet de passer à côté de la richesse et de la diversité des contextes culturels dans lesquels s'inscrivent la santé et le bien-être.

En janvier 2015, l'OMS a entamé un examen des contextes culturels de la santé dans l'optique de faire la synthèse des données disponibles relatives à l'impact de la culture sur le bien-être et, plus généralement, sur la santé. L'un des objectifs à plus long terme de cet examen est de créer un ensemble plus complet d'outils et de méthodes pour mesurer le bien-être et en rendre compte.

Les nouvelles frontières de l'information et des bases factuelles en santé

Parmi les principaux problèmes liés au recueil des données sur lesquelles repose le cadre de suivi de Santé 2020, certains ont trait à la qualité des données, à la régularité de leur recueil et au respect des délais de notification. L'amélioration des pratiques en matière de certification et de codage améliorera considérablement la qualité des données relatives aux causes de décès. Le respect, par tous les États membres, du niveau recommandé de détail des données notifiées à l'OMS devrait encore accroître l'utilité et la comparabilité des indicateurs établis à partir de ces données.

L'OMS et de nombreux pays ont complètement revu leur vision de la santé publique, qu'ils considèrent désormais davantage sous l'angle de la santé et du bien-être que de la mortalité et des maladies. Pour que l'information sanitaire rende compte de cette évolution, elle devrait accorder plus de place aux données subjectives et qualitatives.

Afin d'améliorer la notification de données relatives à la santé et au bien-être dans l'ensemble de la Région européenne, il convient d'explorer d'autres sources d'information sanitaire que les sources classiques. Les registres historiques et les observations anthropologiques peuvent s'avérer utiles pour fournir des informations sur le bien-être. Les sources de données telles que les médias sociaux, les données des téléphones portables et les dossiers médicaux informatisés peuvent compléter par des éclairages nouveaux les statistiques sanitaires classiques.

Il serait bon d'optimiser le suivi de Santé 2020 en ne se limitant pas aux indicateurs habituels et en élargissant sa portée à des concepts tels que la résilience des communautés, la responsabilisation et le sentiment d'appartenance.

Seule une large collaboration internationale permettra de relever efficacement et durablement les défis qui se posent dans le domaine de l'information sanitaire. Les pays devraient jouer un rôle moteur dans la définition des priorités de ces activités internationales de recherche-développement.

L'Initiative européenne de l'information sanitaire est un réseau de l'OMS composé d'États membres et d'autres parties prenantes qui sont déterminés à faire progresser le niveau de santé dans la Région en améliorant l'information sur laquelle reposent les politiques. Cette initiative œuvre en faveur de l'élaboration d'un système européen unique dédié à l'information sanitaire, tel qu'il a été évoqué dans la Déclaration conjointe adoptée par le Bureau régional de l'OMS pour l'Europe et la Commission européenne en 2010.

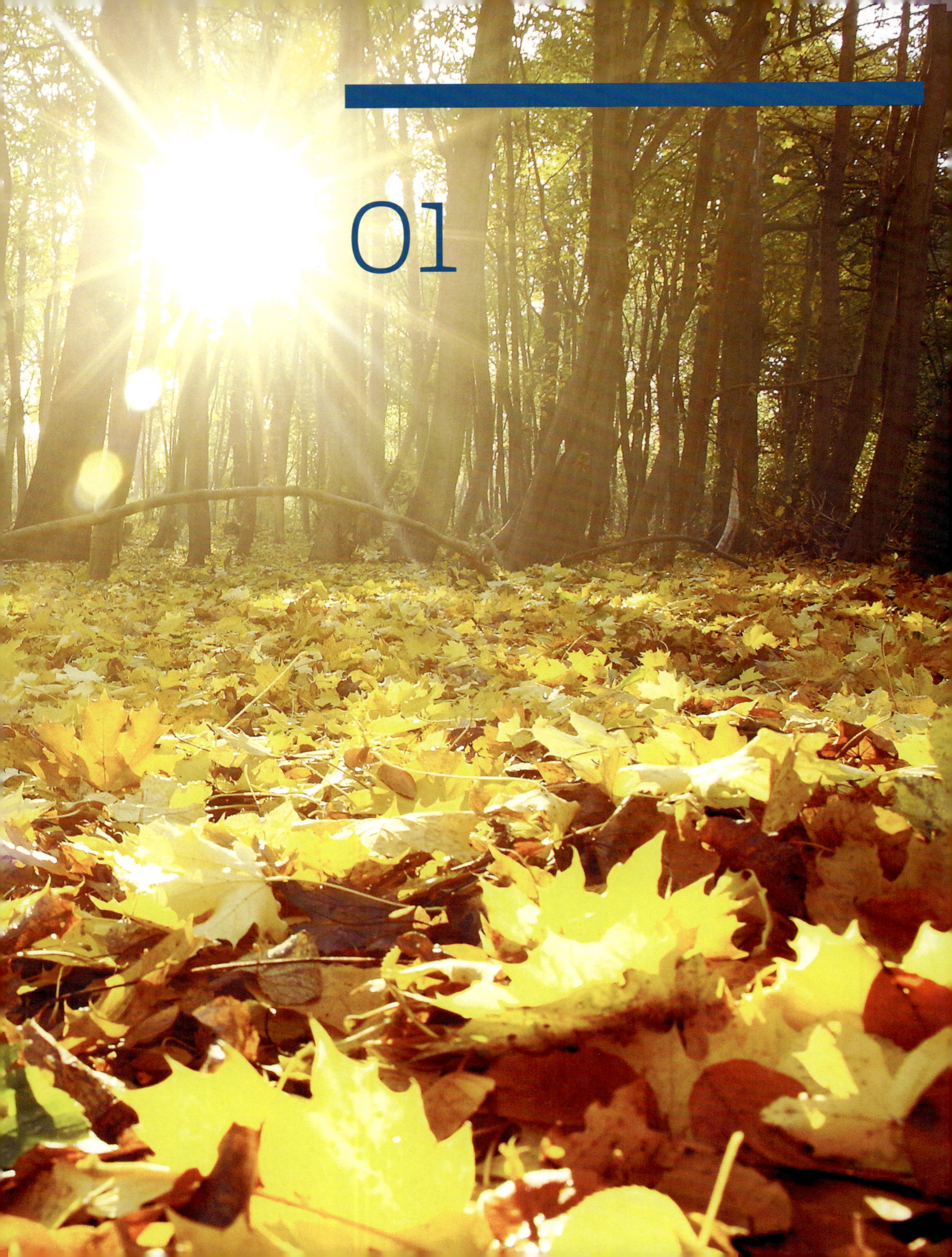
01

Présentation générale

Cette présentation générale précise les objectifs et les publics cibles du Rapport sur la santé en Europe de 2015, donne des informations sur le cadre de suivi de Santé 2020, qui constitue l'ossature du document, et présente le contenu des principaux chapitres.

Objectifs et publics cibles

Le Rapport sur la santé en Europe, un ouvrage phare du Bureau régional de l'OMS pour l'Europe, est publié tous les trois ans. Son édition de 2015 vise principalement à :

- rendre compte des progrès accomplis à ce jour sur la voie de la réalisation des cibles de Santé 2020 dans la Région ;
- mettre en évidence les nouveaux horizons en matière d'informations et de bases factuelles en santé qu'il convient d'explorer au cours des prochaines années afin d'optimiser la surveillance de la santé en application de Santé 2020 et au-delà, notamment les mesures du bien-être subjectif.

Étant donné la large place qu'il accorde aux progrès accomplis en vue de réaliser les cibles de la politique Santé 2020, ce rapport s'adresse avant tout aux responsables politiques. Néanmoins, dans la mesure où il traite également de la situation épidémiologique dans la Région européenne ainsi que des besoins et innovations en matière d'informations sanitaires, il intéressera également d'autres utilisateurs de ce type d'informations, tels que les spécialistes de la santé publique, les établissements d'enseignement, les groupes de médias, les organisations non gouvernementales et les associations de patients et de professionnels de la santé. Outre le rapport complet, une courte publication, qui reprend les faits marquants, est également disponible *(1)*.

Le cadre de suivi de Santé 2020

Santé 2020, la nouvelle politique-cadre européenne de la santé, a été adoptée en 2012 par les 53 États membres de la Région, lors de la soixante-deuxième session du Comité régional de l'OMS pour l'Europe. Cette politique plaide en faveur de mesures pangouvernementales et pansociétales pour améliorer de manière significative la santé et le bien-être des populations, réduire les inégalités de santé, renforcer la santé publique et mettre en place des systèmes de santé universels, équitables, durables, de qualité et axés sur la personne. Ses quatre domaines prioritaires sont les suivants :

- investir dans la santé en adoptant une perspective qui porte sur toute la durée de la vie (ou perspective biographique) et responsabiliser les citoyens ;
- relever les principaux défis sanitaires de la Région en matière de maladies transmissibles ou non transmissibles ;
- renforcer les systèmes de santé centrés sur la personne et les capacités de santé publique, y compris la capacité à se préparer et à réagir aux situations d'urgence ;
- créer des communautés résilientes et instaurer des environnements de soutien *(2)*.

Afin de suivre les incidences de la mise en œuvre de Santé 2020, un cadre a été élaboré en étroite collaboration avec les États membres et approuvé en 2013, à l'occasion de la soixante-troisième session du Comité régional. Ce cadre de suivi est constitué de domaines, cibles, quantifications et indicateurs de base (tableau 1.1) *(3)*. Les indicateurs de base servent de socle au processus de suivi de Santé 2020 au niveau régional ; des indicateurs supplémentaires sont également fournis en parallèle, qui permettront de définir des cibles nationales et de suivre de façon plus détaillée les progrès accomplis au niveau des pays. Le cadre se compose au total de 37 indicateurs : 19 indicateurs de base (dont certains sont utilisés pour plusieurs cibles) et 18 indicateurs supplémentaires. Les indicateurs de Santé 2020 ont été élaborés par deux groupes d'experts spécialement constitués et composés notamment de représentants des pays. L'annexe 1 donne des informations complémentaires sur le cadre de suivi de Santé 2020 et sur sa mise au point.

Progrès accomplis sur la voie de la réalisation des cibles de Santé 2020

Le chapitre 2 évalue le chemin parcouru vers les cibles définies dans le cadre de suivi de Santé 2020 depuis l'année 2010, choisie comme référence par les pays. Il présente les tendances régionales ainsi que les disparités constatées entre les pays concernant les

Tableau 1.1.
Synthèse du cadre de suivi de Santé 2020

Domaine	Cible	Cible quantifiée	Indicateurs de base
Charge de morbidité et facteurs de risque	Réduire la mortalité prématurée en Europe	Réduction de la mortalité prématurée	Mortalité prématurée, tabagisme, consommation d'alcool, surpoids/obésité
		Élimination des maladies à prévention vaccinale	Couverture vaccinale contre la rougeole/rubéole et la poliomyélite
		Réduction de la mortalité due à des causes externes	Taux de mortalité imputable à des causes externes
Personnes en bonne santé, bien-être et déterminants	Augmenter l'espérance de vie en Europe	Augmentation de l'espérance de vie	Espérance de vie à la naissance
	Limiter le manque d'équité en matière de santé en Europe	Réduction des disparités en matière de santé associées aux déterminants sociaux	Mortalité infantile, espérance de vie à la naissance, proportion d'enfants en âge de fréquenter l'école primaire mais non scolarisés, taux de chômage, politiques (sous-)nationales de lutte contre le manque d'équité en santé, coefficient de Gini (répartition des revenus)
	Améliorer le bien-être des populations de la Région européenne	À préciser	Satisfaction par rapport à la vie, soutien social, population disposant d'installations d'assainissement améliorées, coefficient de Gini (répartition des revenus), taux de chômage, proportion d'enfants en âge de fréquenter l'école primaire mais non scolarisés
Processus, gouvernance et systèmes de santé	Couverture universelle et droit à la santé	Mise en œuvre progressive d'une couverture universelle	Part des dépenses de santé à la charge des ménages, couverture vaccinale contre la rougeole/la rubéole et la poliomyélite, total des dépenses de santé
	Cibles ou buts nationaux fixés par les États membres	Les États membres fixent des cibles ou des buts nationaux	Mise en place d'un processus de définition de cibles, politiques nationales alignées sur Santé 2020

indicateurs de base de Santé 2020. Dans certains cas, des indicateurs supplémentaires permettent d'obtenir un tableau plus précis de la situation. Les informations épidémiologiques sont complétées par des exemples instructifs de bonnes pratiques mises en œuvre dans certains pays et par des aperçus des progrès réalisés sur le plan politique dans la Région.

L'un des principes sous-tendant l'élaboration du cadre de suivi de Santé 2020 a été d'exclure les cibles et indicateurs qui figuraient déjà dans les politiques-cadres de l'OMS ou autres. Il s'agissait là d'une décision pragmatique prise dans l'intérêt de la concision et afin d'éviter les redondances. Font exception à cette règle la première quantification relative à la cible de réduction de la mortalité prématurée figurant dans Santé 2020 et les indicateurs de base correspondants, que l'on retrouve dans le cadre mondial de suivi pour les maladies non transmissibles de l'OMS *(4)*. Étant donné leur importance pour la Région européenne, ils ont été jugés essentiels dans le contexte de Santé 2020 : il a par conséquent été décidé de les conserver tout en les alignant sur le cadre mondial. En raison du choix de ne pas répéter les cibles et indicateurs existants, le cadre de suivi de Santé 2020 n'englobe pas la totalité des domaines de santé publique intéressant la Région européenne et relevant de la compétence du Bureau régional de l'OMS pour l'Europe, puisque certains d'entre eux font l'objet d'un suivi au titre d'autres politiques-cadres. En conséquence, le chapitre 2 n'examine pas tous les aspects de la santé publique : il se concentre uniquement sur les domaines et sujets abordés dans le cadre de suivi de Santé 2020 et non sur ceux qui font l'objet d'une surveillance au travers d'autres cadres politiques, comme le Plan d'action européen en matière de VIH/sida 2012-2015 et la Déclaration de Parme sur l'environnement et la santé *(5, 6)*.

Le bien-être et ses contextes culturels

Santé 2020 englobe trois grands domaines (tableau 1.1), au nombre desquels figure le bien-être. Dans le prolongement du Rapport sur la santé en Europe de 2012, qui s'efforçait de définir pour la première fois des indicateurs de suivi du bien-être dans le contexte de Santé 2020, on dispose désormais d'indicateurs testés et mis en œuvre. Le chapitre 3 présente les conclusions et questions qui devront être examinées afin de promouvoir ce nouveau domaine de la santé publique.

Malgré les nombreux travaux qui se poursuivent dans les pays et dans les organisations internationales, les indicateurs de mesure et de suivi du bien-être sont toujours en cours d'élaboration. Il est toutefois devenu évident que les activités menées dans ces domaines sont assorties de défis particuliers, car les éléments sur lesquels elles s'appuient ne sont pas uniquement objectifs, mais également subjectifs. On sait combien il est difficile d'avoir recours à des mesures subjectives : cette démarche suscite des interrogations quant à l'intelligibilité et à la faisabilité des outils de mesure en fonction des différents groupes de population et à l'influence des biais culturels, ces interrogations soulevant à leur tour des questions quant à l'interprétation et à la comparabilité des mesures subjectives. Le chapitre 3 aborde ces points de façon détaillée, en insistant sur l'influence de la culture sur les mesures du bien-être et en mettant en avant les activités de développement dans ce domaine.

Les nouvelles frontières de l'information et des bases factuelles en santé

Le chapitre 4 se penche sur la nécessité de disposer d'informations et de bases factuelles en santé supplémentaires afin d'améliorer le suivi de la mise en œuvre et des incidences de Santé 2020. Il fait la synthèse des défis et des perspectives recensés aux chapitres 2 et 3 et les place dans un contexte plus général en abordant la question des informations et bases factuelles nécessaires au-delà de Santé 2020 et en faisant le lien avec les travaux existants et les avancées prometteuses constatées dans la Région. Les problématiques liées aux méthodes de recueil des données et aux indicateurs traditionnels et reconnus ainsi que les besoins à venir en matière d'informations et de bases factuelles y sont également abordés.

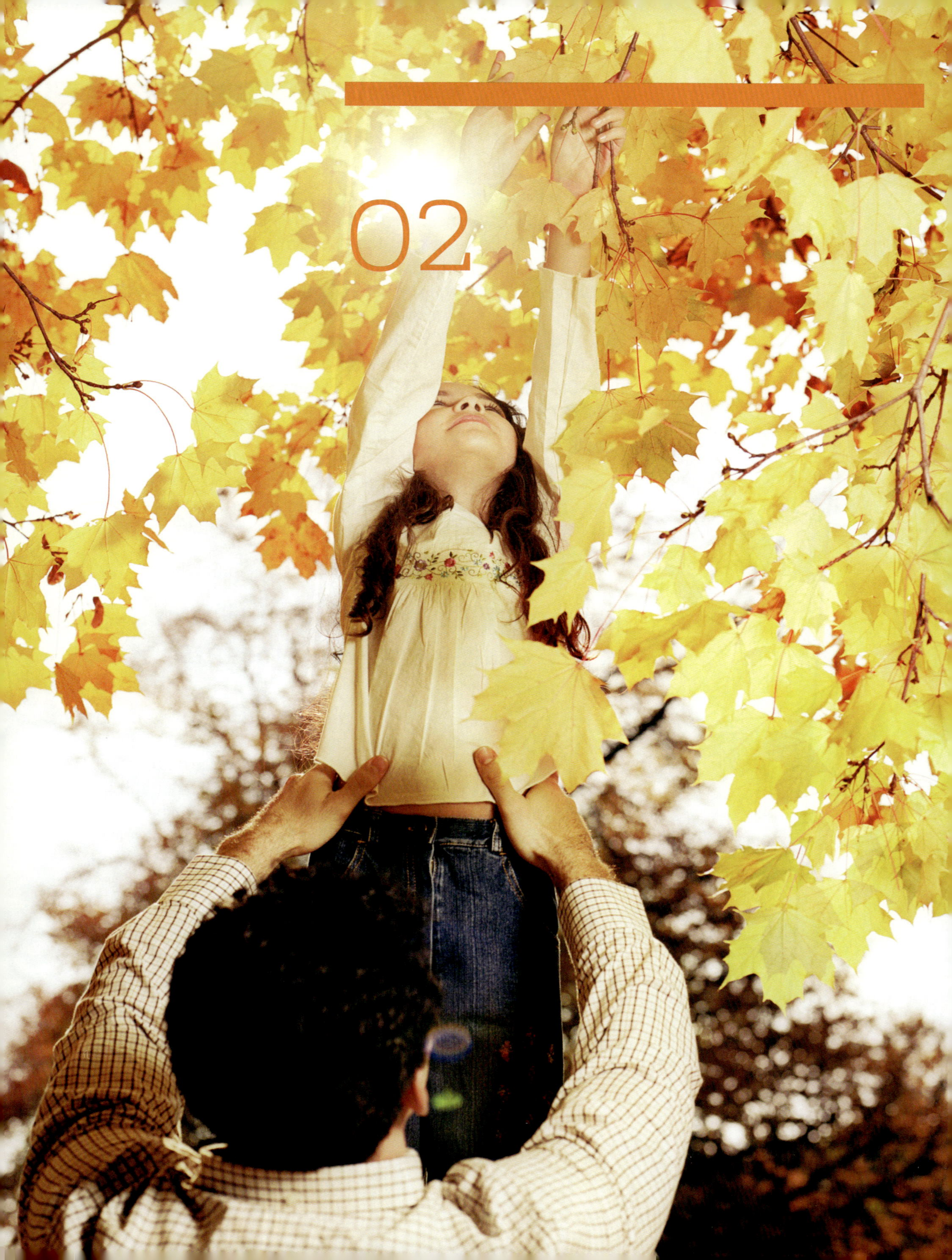
02

Progrès accomplis sur la voie de la réalisation des cibles de Santé 2020

Messages clés

Quelques années seulement après le début de la mise en place de la politique Santé 2020, on constate un accroissement du nombre de pays qui ont entrepris d'adopter et de mettre en œuvre ses principes et approches en vue d'améliorer la santé et le bien-être des citoyens.

La Région européenne de l'OMS est en bonne voie pour atteindre la cible de Santé 2020 relative à une réduction annuelle de 1,5 % d'ici à 2020 de la mortalité prématurée imputable aux maladies cardiovasculaires, au cancer, au diabète sucré et aux maladies respiratoires chroniques. Les avancées accomplies dans la Région sont dues en grande partie aux améliorations réalisées dans les pays qui présentaient les taux les plus élevés de mortalité prématurée.

La consommation d'alcool, le tabagisme et le surpoids et l'obésité comptent toujours parmi les principaux problèmes de santé publique de la Région. L'Europe enregistre les taux les plus élevés au monde en termes de consommation d'alcool et de tabagisme, et les estimations de l'OMS indiquent que la prévalence du surpoids et de l'obésité s'est accrue dans pratiquement tous les pays entre 2010 et 2014.

Malgré une couverture vaccinale contre la rougeole globalement élevée dans la Région, on constate la persistance de lacunes immunitaires qui se traduisent par une transmission endémique continue et quelques flambées épidémiques d'ampleur nationale.

En ce qui concerne les indicateurs de Santé 2020 liés aux déterminants sociaux de la santé – mortalité infantile, espérance de vie, scolarisation en cycle primaire et chômage –, les écarts entre les valeurs les plus élevées et les plus basses se sont réduits. Les données préliminaires indiquent que cette tendance favorable se poursuit depuis 2010, bien que les différences absolues entre les pays restent importantes.

La part des dépenses totales de santé à la charge des ménages au niveau régional (24 %) n'a pas évolué depuis 2010. En 2012, cette part n'était inférieure au seuil de 15 %, déterminant pour prévenir des niveaux catastrophiques de dépenses de santé, que dans 12 des 53 pays de la Région.

Introduction

Ce chapitre rend compte des progrès accomplis sur la voie de la réalisation des cibles de Santé 2020 au niveau régional depuis 2010, année de référence retenue. Sa structure reprend celle du cadre de suivi de Santé 2020, élaboré à cette fin (3), qui définit les cibles, les quantifications associées et les indicateurs de base pour les trois principaux domaines de Santé 2020 : charge de morbidité et facteurs de risque ; personnes en bonne santé, bien-être et déterminants ; et processus, gouvernance et systèmes de santé (tableau 1.1). Ce cadre comporte également des indicateurs supplémentaires, que les pays sont encouragés à utiliser afin d'obtenir un suivi plus riche en enseignements au niveau national, mais qui ne mesurent pas les progrès réalisés au niveau régional. En conséquence, ce chapitre décrit les progrès accomplis au niveau régional en vue d'atteindre les cibles de Santé 2020 uniquement au travers des indicateurs de base, mais fait référence, dans certains cas, à des indicateurs supplémentaires afin de dresser un tableau plus précis de la situation.

Comme indiqué à la section du chapitre 1 consacrée aux progrès accomplis sur la voie de la réalisation des cibles de Santé 2020, les cibles et indicateurs figurant déjà dans les politiques-cadres de l'OMS ou autres n'ont pas été repris dans le cadre de suivi de

Santé 2020 (à une exception près). Dans la mesure où il ne traite que des domaines et sujets abordés dans ce cadre de suivi, le présent chapitre n'offre donc pas un panorama complet de l'ensemble des domaines de la santé publique intéressant la Région européenne.

Ce chapitre s'appuie, de préférence, sur des indicateurs issus de sources de l'OMS. Les données sont un instantané de la situation au moment de sa rédaction : les bases de données de l'OMS sont mises à jour régulièrement, de sorte que certaines moyennes régionales et les valeurs minimales et maximales présentées évolueront le moment venu, à mesure que les pays feront rapport à l'OMS. D'autre part, toutes les données correspondant à plusieurs indicateurs de base de Santé 2020 ne sont pas encore disponibles au niveau régional pour les premières années suivant l'année de référence 2010, et il est donc difficile de tirer des conclusions quant aux progrès accomplis en vue de réaliser les cibles de Santé 2020. De plus amples informations concernant les indicateurs et les sources de données utilisés ainsi que les données disponibles figurent à l'annexe 1.

Cible n° 1 : réduire la mortalité prématurée en Europe

Cette cible de Santé 2020 est assortie de trois quantifications se rapportant à la mortalité prématurée imputable aux principales maladies non transmissibles, aux maladies à prévention vaccinale et à des causes externes. Une synthèse des progrès réalisés et une description complète des indicateurs correspondants accompagnent chaque quantification.

Synthèse des progrès accomplis : mortalité prématurée imputable aux maladies non transmissibles

La première quantification correspond à une réduction annuelle moyenne de 1,5 % du taux cumulé de mortalité prématurée liée aux quatre principales maladies non transmissibles d'ici à 2020. Les indicateurs de base associés sont les suivants :

- taux global de mortalité prématurée (de 30 à moins de 70 ans) due aux quatre principales maladies non transmissibles (maladies

cardiovasculaires, cancer, diabète sucré et maladies respiratoires chroniques),
* prévalence de la consommation actuelle de tabac chez les personnes âgées de 18 ans et plus,
* consommation totale d'alcool par habitant chez les personnes âgées de 15 ans et plus,
* prévalence du surpoids et de l'obésité chez les personnes âgées de 18 ans et plus.

Le taux annuel moyen de réduction de la mortalité prématurée liée aux quatre principales maladies non transmissibles au cours des trois dernières années d'observation (2010-2012) est de 2,0 %. Par conséquent, la Région est actuellement en bonne voie pour atteindre l'objectif. Le nombre de pays de la Région pour lesquels on dispose de données pour 2011 et 2012 est toutefois loin d'être optimal (35 et 28 sur 53 respectivement) ; le taux de réduction depuis 2010 ne doit donc être considéré que comme une estimation préliminaire.

La consommation d'alcool, le tabagisme et le surpoids et l'obésité comptent parmi les principaux problèmes de santé publique de la Région européenne. Au moment de la rédaction du présent rapport, les données communiquées par les pays ne permettaient pas d'évaluer l'évolution de ces facteurs de risque au niveau régional depuis 2010. On a néanmoins observé, durant la période 2005-2010, une baisse de 10 % de la consommation totale d'alcool dans la Région et cette tendance devrait se poursuivre durant plusieurs années. Selon les estimations de l'OMS, entre 2010 et 2012, la prévalence du tabagisme a reculé dans presque tous les pays pour lesquels il existe des données. Cependant, la plupart d'entre eux ne sont pas en bonne voie pour atteindre la cible globale concernant les maladies non transmissibles et portant sur une réduction relative de 30 % de la consommation actuelle de tabac d'ici à 2025 (4). Il est très inquiétant de constater que les estimations de l'OMS concernant la prévalence du surpoids et de l'obésité font état d'une augmentation entre 2010 et 2014 dans les 51 pays de la Région pour lesquels on dispose de données.

L'Europe en bonne voie pour réduire la mortalité prématurée

Les taux de mortalité standardisés (TMS) moyens pour la mortalité prématurée imputable aux quatre principales maladies non transmissibles dans la Région sont passés de 524 à 404 décès pour 100 000 habitants entre 1998 et 2012, soit une réduction annuelle moyenne de 1,8 % (figure 2.1). Le rythme de la réduction s'est accéléré durant cette période, passant de 0,8 % en 1998-2005 à 2,6 % en 2006-2012. Pour atteindre la cible de réduction annuelle moyenne de 1,5 % entre 2010, année de référence pour la moyenne régionale, et 2020, le taux de mortalité standardisé devra passer de 420 pour 100 000 habitants à 361 pour 100 000 habitants (évolution représentée par la ligne en pointillé à la figure 2.1). Le taux annuel moyen de réduction pour 2010-2012 est de 2,0 %, ce qui indique que la Région est sur la bonne voie pour atteindre la cible de Santé 2020. Les données n'étant cependant disponibles que pour 35 et 28 pays de la Région pour 2011 et 2012 respectivement, il convient de considérer ce chiffre comme une estimation préliminaire qui devra être réévaluée après réception des données restantes.

La figure 2.1 montre que le recul de la mortalité prématurée imputable aux quatre principales maladies non transmissibles depuis le milieu des années 2000 est nettement plus rapide dans les pays faisant état des taux de mortalité standardisés les plus élevés que dans ceux où ils sont les plus faibles, dans lesquels il n'a pratiquement pas évolué durant les années 2000. Les progrès constatés concernant la moyenne régionale sont donc dus pour l'essentiel aux améliorations réalisées dans les pays qui présentaient au départ les niveaux les plus élevés de mortalité prématurée. Il convient cependant d'interpréter avec prudence les tendances en matière de taux minimal et maximal de mortalité standardisé, car elles correspondent aux valeurs les plus élevées et les plus faibles communiquées dans la Région pour une année donnée et ne concernent pas nécessairement le même pays chaque année. Dans certains cas, elles peuvent dénoter des lacunes ou des retards dans la notification des données par les pays, en particulier ces dernières années.

Maladies cardiovasculaires et cancer : des causes importantes de mortalité prématurée

Les indicateurs de Santé 2020 concernant la mortalité prématurée sont les décès imputables aux maladies cardiovasculaires, au cancer, au diabète sucré et aux maladies respiratoires chroniques ; ces maladies non transmissibles sont en grande partie responsables des décès chez les personnes âgées de 30 à 69 ans, et elles sont, dans une large mesure, évitables. Une analyse distincte du poids relatif de chacune de ces causes permet de mieux comprendre la tendance globale en matière de mortalité prématurée (figure 2.2).

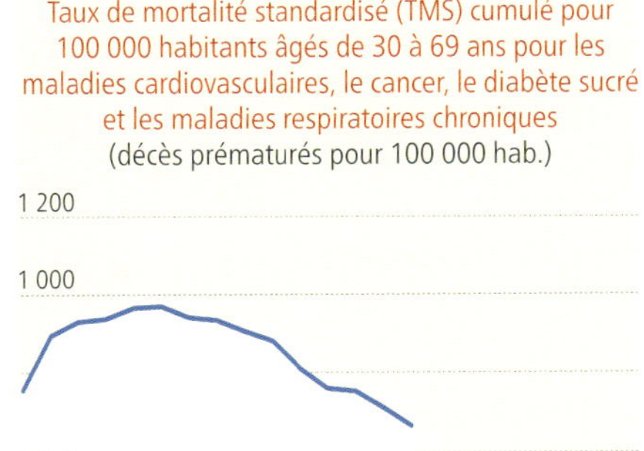

Figure 2.1.
Taux de mortalité standardisé (TMS) cumulé pour 100 000 habitants âgés de 30 à 69 ans pour les maladies cardiovasculaires, le cancer, le diabète sucré et les maladies respiratoires chroniques (décès prématurés pour 100 000 hab.)

Notes : codes CIM-10 utilisés (Classification internationale des maladies, dixième révision) : maladies cardiovasculaires : I00-I99, cancer : C00-C97, diabète sucré : E10-E14, maladies respiratoires chroniques : J40-47. La ligne en pointillé représente une tendance à la baisse de 1,5 % par an de la mortalité prématurée d'ici à 2020, conformément à la cible de Santé 2020, calculée à l'aide la formule faisant appel au taux de croissance annuel moyen : $TMS_{temps2} = TMS_{temps1} \times (1+i)^n$, où i = taux de croissance de −1,5 % et n = nombre d'années.

Source : base de données détaillée sur la mortalité européenne (7).

Les maladies cardiovasculaires englobent l'ensemble des maladies des systèmes cardiaque et circulatoire, telles que les cardiopathies coronariennes, l'angor aigu, l'infarctus du myocarde, les cardiopathies congénitales et les accidents vasculaires cérébraux. Les cardiopathies ischémiques et les accidents vasculaires cérébraux ont notamment été les principales causes de décès dans la Région en 2010 (8). Plus de la moitié de la mortalité prématurée imputable aux quatre principales maladies non transmissibles est due aux maladies cardiovasculaires. En conséquence, l'accélération de la réduction des décès d'origine cardiovasculaire à partir du milieu des années 2000 explique également la tendance à la baisse de la mortalité prématurée dans l'ensemble de la Région. Cette réduction peut être le fruit d'une efficacité accrue des mesures préventives, comme l'adoption de modes de vie plus sains, et d'une amélioration des interventions permettant de sauver la vie des personnes victimes d'un infarctus du myocarde ou d'un accident vasculaire cérébral.

Bien que le taux de mortalité imputable au cancer ait connu une diminution progressive depuis le milieu des années 2000, la proportion de la mortalité prématurée globale liée à cette cause a augmenté, dès lors que l'on assistait à une diminution plus rapide du taux de mortalité due aux maladies cardiovasculaires. En 1998, le cancer représentait à peine plus d'un tiers (37 %) de la mortalité prématurée, et ce pourcentage a augmenté de façon régulière, pour atteindre 43 % en 2012.

Avec une part globale de 6 %, les maladies respiratoires chroniques et le diabète sucré représentent la plus petite cause de décès prématurés. Leur poids sur la mortalité prématurée est resté stable dans le temps (figure 2.2).

Malgré le recul du tabagisme, les pays ne sont pas en voie d'atteindre la cible globale relative aux maladies non transmissibles

Entre 2010 et 2012, la prévalence du tabagisme chez les adultes a diminué dans 39 des 41 pays pour lesquels on dispose d'estimations de l'OMS ; la réduction moyenne[1] a été de 1,8 % (9). Cependant, des analyses supplémentaires effectuées par l'OMS montrent que seuls 11 pays de la Région sont susceptibles de réaliser l'objectif

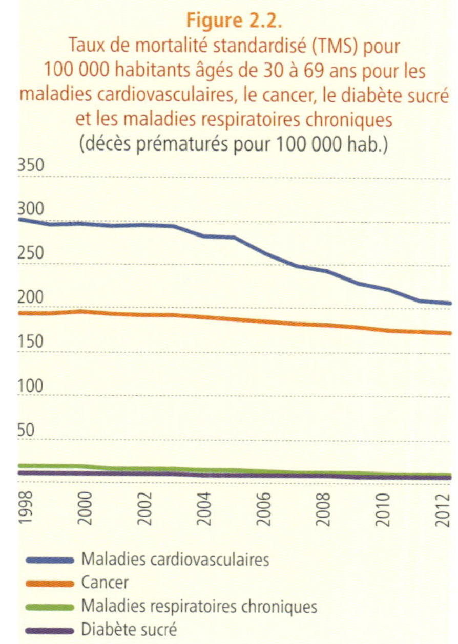

Figure 2.2.
Taux de mortalité standardisé (TMS) pour 100 000 habitants âgés de 30 à 69 ans pour les maladies cardiovasculaires, le cancer, le diabète sucré et les maladies respiratoires chroniques
(décès prématurés pour 100 000 hab.)

Note : codes CIM-10 utilisés : maladies respiratoires chroniques : I00-I99, cancer : C00-C97, diabète sucré : E10-E14, maladies respiratoires chroniques : J40-47.

Source : base de données détaillée sur la mortalité européenne (7).

---

[1] Réduction moyenne non pondérée, calculée sans tenir compte de la taille des populations des pays.

de réduction de 30 % d'ici à 2025 fixé par le cadre mondial de suivi pour la lutte contre les maladies non transmissibles *(4)*. En effet, dans la plupart des pays, le rythme de la baisse est insuffisant pour atteindre cette cible *(10)*.

En 2012, la Région européenne enregistrait le taux moyen régional le plus élevé en termes de tabagisme (30 %), malgré d'importantes disparités entre les pays. C'était aussi la Région qui connaissait le taux moyen régional de consommation de tabac le plus élevé chez les femmes. Les taux nationaux les plus élevés et les plus faibles de consommation des produits du tabac, quels qu'ils soient, étaient compris entre 59 % et 19 % chez les hommes, et 36 % et 1 % chez les femmes (figure 2.3). Il convient de noter que ces données sont des estimations, réalisées par l'OMS pour le Rapport sur la situation mondiale des maladies non transmissibles 2014 *(9)*. Au moment de la rédaction du présent rapport, il n'existait pas de données récentes communiquées par les pays qui permettent d'évaluer les évolutions depuis l'année de référence 2010 de Santé 2020 ; les données de tendance n'étaient disponibles que pour la période 2000-2008 *(11)*. Ces dernières montrent cependant une nette tendance à la baisse, et les estimations pour 2010 et 2012 donnent à penser que celle-ci se poursuit. Au cours des dernières décennies, ce recul du tabagisme a

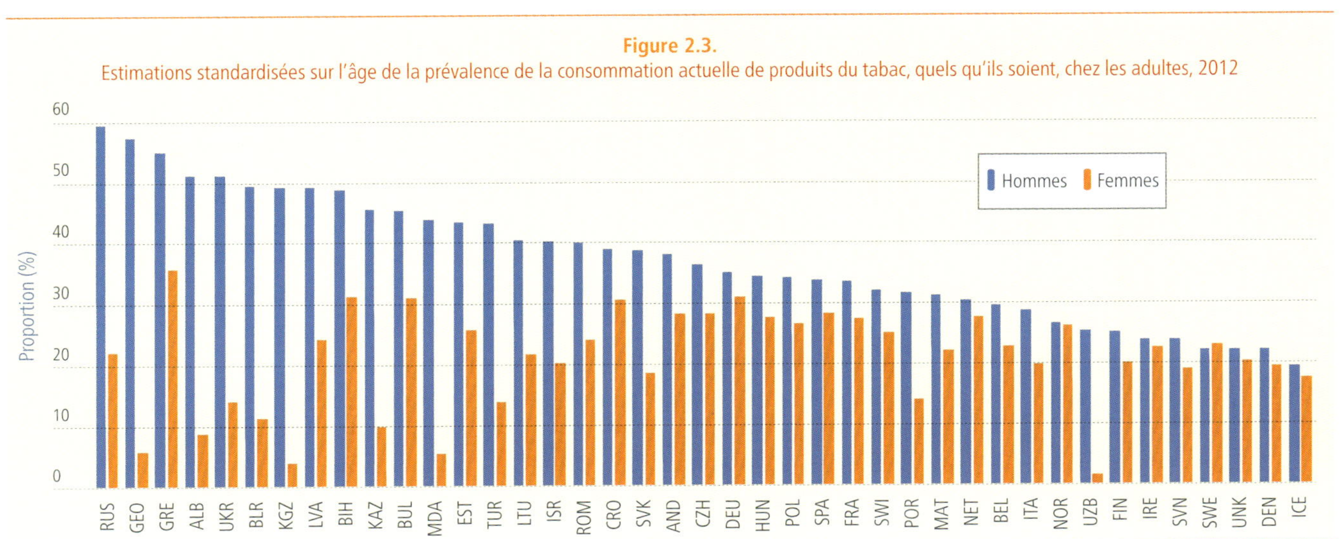

Figure 2.3.
Estimations standardisées sur l'âge de la prévalence de la consommation actuelle de produits du tabac, quels qu'ils soient, chez les adultes, 2012

Note : l'OMS utilise des méthodes standard pour calculer les estimations de manière à optimiser la comparabilité des données entre les pays. Ces données peuvent donc être différentes des statistiques officielles des États membres.

Source : Rapport sur la situation mondiale des maladies non transmissibles 2014 *(9)*.

permis de réduire la mortalité prématurée et d'accroître l'espérance de vie, en particulier chez les hommes *(12)*.

En raison de son taux élevé de tabagisme, la Région européenne enregistre l'une des proportions les plus importantes au monde de décès imputables à la consommation de tabac. Des analyses réalisées par l'OMS en 2012 (sur la base de données de 2004) ont montré qu'elle était de 16 % chez les adultes de plus de 30 ans dans la Région. Ce chiffre contraste avec ceux des Régions africaine et de la Méditerranée orientale, où les pourcentages sont respectivement de 3 % et de 7 %, la moyenne mondiale étant de 12 %. Dans la Région européenne, près d'un décès prématuré sur cinq parmi les personnes âgées de 30 à 44 ans, et un sur trois parmi celles âgées de 45 à 49 ans est imputable au tabagisme. Pour ce qui est des maladies non transmissibles, 85 % des décès provoqués par un cancer de la trachée, des bronches et des poumons, et 16 % des décès causés par des cardiopathies ischémiques sont dus à la consommation de tabac, de même que, pour ce qui est des maladies transmissibles, 26 % des décès liés à la tuberculose et 24 % de l'ensemble des décès par infection des voies respiratoires inférieures *(13)*.

La Convention-cadre de l'OMS pour la lutte antitabac, entrée en vigueur en février 2005, est le premier traité de santé publique de portée mondiale et a pour objet la lutte contre les conséquences sanitaires, sociales, environnementales et économiques du tabagisme et de l'exposition à la fumée du tabac *(14)*. L'efficacité des mesures prises dans différents domaines d'action a été largement démontrée *(15, 16)*. Par exemple, la littérature scientifique indique que l'on peut observer une baisse de 20 à 40 % des taux d'hospitalisation pour infarctus du myocarde quelques mois seulement après la mise en œuvre d'une législation antitabac *(17)*.

La Région européenne enregistre les niveaux les plus élevés de consommation d'alcool et de méfaits associés

La consommation d'alcool dans la Région européenne est la plus élevée au monde, et la prévalence de la dépendance et des troubles liés à l'alcool y est par conséquent plus forte que dans les autres régions de l'OMS (tableau 2.1). Néanmoins, les taux de consommation d'alcool présentent de fortes variations entre pays, puisqu'ils sont compris entre 0,32 et 14,37 litres par personne et par an (carte 2.1). De même, les niveaux de consommation nocive d'alcool dans la population âgée de 15 ans et plus diffèrent largement d'un pays à l'autre, les niveaux les plus faibles et les plus élevés de la Région en 2010 étant respectivement de 0,4 % et de 8,3 % *(18)*. Malheureusement, les données régionales sur les tendances en matière de consommation d'alcool depuis 2010 ne sont pas encore disponibles, mais on a observé, durant la période 2005-2010, une

Tableau 2.1.
Consommation d'alcool totale par habitant, prévalence de la dépendance à l'alcool et prévalence des troubles liés à la consommation d'alcool dans les Régions de l'OMS, 2010.

Région de l'OMS	Consommation totale par habitant (de plus de 15 ans) (litres d'alcool pur)	Prévalence de la dépendance à l'alcool (%)	Prévalence des troubles liés à l'alcool (%)
Afrique	6,0	1,4	3,3
Amériques	8,4	3,4	6,0
Méditerranée orientale	0,7	0,2	0,3
Europe	10,9	4,0	7,5
Asie du Sud-Est	3,5	1,7	2,2
Pacifique occidental	6,8	2,3	4,6
Monde	6,2	2,9	4,1

Source : Système d'information mondial de l'OMS sur l'alcool et la santé *(18)*.

Carte 2.1.
Consommation d'alcool pur enregistrée, litres par habitant de plus de 15 ans

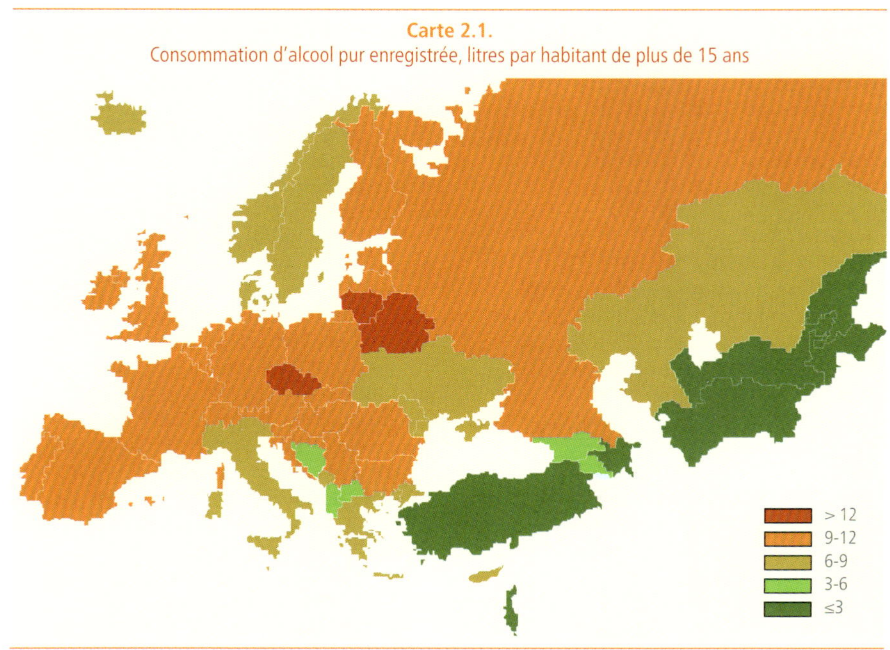

Note : données de la dernière année disponible, 2009-2012.
Source : base de données européenne de la Santé pour tous *(11)*.

baisse de 10 % de la consommation totale dans la Région européenne et cette tendance devrait se poursuivre durant plusieurs années (19).

L'Europe est aux avant-postes de la lutte contre les méfaits de l'alcool : la Région européenne a été la première à approuver un plan d'action contre l'alcoolisme en 1992, et le Plan d'action européen visant à réduire l'usage nocif de l'alcool 2012-2020 a été avalisé par les États membres en 2011. Ce plan présente un ensemble d'options politiques fondées sur des bases factuelles en vue de réduire l'usage nocif de l'alcool (20) (encadré 2.1). De nombreuses bases factuelles attestent de l'efficacité et de la rentabilité de politiques telles que les interventions en vue de réguler les prix de l'alcool, de rendre l'alcool moins facilement accessible et de lutter contre l'alcool au volant (21, 22).

Prévalence alarmante et croissante du surpoids et de l'obésité

En 2014, la prévalence du surpoids (défini par un indice de masse corporelle (IMC) supérieur ou égal à 25) dans 51 pays de la Région

---

Encadré 2.1.
Alcool et santé dans la Région européenne

Contexte

Depuis 1990, la Région enregistre une tendance générale à la baisse concernant la consommation d'alcool – un facteur de risque majeur pour la mortalité prématurée –, mais présente toujours le taux le plus élevé de toutes les régions de l'OMS.

Mesures prises

En réponse à cette situation, les États membres ont approuvé en 2011 le Plan d'action européen visant à réduire l'usage nocif de l'alcool 2012-2020. Dans le cadre de ce plan, une enquête conjointe de la Commission européenne et de l'OMS a été menée en 2012 afin de faire le point sur les politiques dans l'ensemble des États membres de l'Union européenne (UE), dans les pays en voie d'adhésion et candidats, en Norvège et en Suisse (35 pays au total). Elle cherchait à déterminer si divers domaines d'action avaient été renforcés, fragilisés ou étaient demeurés inchangés au cours des cinq années précédentes. Les résultats présentés ci-dessous font la synthèse des réponses de tous les pays ayant pris part à l'enquête, à l'exception des cinq pays candidats à l'UE.

Résultats

On relève les avancées les plus intéressantes en ce qui concerne les mesures de sensibilisation (23 pays sur 30), les politiques et mesures de lutte contre l'alcool au volant (22 pays) et le suivi de la situation en matière d'alcool et la recherche dans ce domaine (21 pays). Qui plus est, deux tiers des pays ont fait état d'un renforcement des mesures visant à restreindre l'accès à l'alcool, c'est-à-dire l'une des interventions les plus efficaces recommandées par l'OMS afin de réduire la consommation nocive d'alcool. En 2012, 23 pays disposaient d'une politique nationale relative à l'alcool et, sur les sept pays qui n'en possédaient pas, six avaient entrepris d'en élaborer une. Ceux qui disposaient d'une politique nationale ont indiqué qu'elle était multisectorielle, les secteurs les plus représentés étant la santé, les affaires sociales, le transport/la sécurité routière, l'éducation, la répression des infractions, la justice pénale et les finances/la taxation. Tous les pays, à l'exception d'un seul, ont fait état d'une activité de sensibilisation nationale sous une forme quelconque au cours des trois années précédentes ; ces mesures portaient sur l'alcool au volant (24 pays), l'alcool et les jeunes (21 pays) et l'alcool et la santé (19 pays).

En 2011, deux pays ont interdit la vente à perte (à un prix inférieur au coût de production), deux ont interdit les remises sur volume, comme les offres de type deux bouteilles achetées, une gratuite, et cinq ont déclaré avoir appliqué une taxe supplémentaire sur certains produits, tels que les alcopops et autres mélanges prêts à être consommés. En 2012, un pays a adopté une législation visant à fixer un prix unitaire minimal pour l'alcool en définissant un prix plancher en deçà duquel il est interdit de vendre une quantité donnée d'alcool pur. La tendance à la baisse de la consommation d'alcool constatée dans la Région est encourageante : cette progression des politiques nationales va la renforcer et finir par réduire la mortalité prématurée imputable à la consommation d'alcool (23).

européenne se situait entre 44,9 % et 66,9 %, et celle de l'obésité (IMC supérieur ou égal à 30) entre 13,6 % et 29,5 % (figure 2.4). Les estimations pour 2010 ont également été réalisées par l'OMS pour le Rapport sur la situation mondiale des maladies non transmissibles 2014 *(9)* : dans tous les cas, la prévalence pour les 51 pays dans lesquelles elles ont pu être calculées est plus élevée en 2014 qu'en 2010. Des données régulières et récentes, communiquées par les pays, sur le surpoids et l'obésité font défaut au niveau régional.

Si l'on examine la situation au niveau mondial, la prévalence du surpoids et de l'obésité est la plus forte dans la Région des Amériques (61 % de personnes en surpoids et 27 % de personnes obèses pour les deux sexes) et dans la Région européenne (58,6 % en surpoids et 23 % obèses), et la plus faible dans la Région d'Asie du Sud-Est (22 % en surpoids et 5 % obèses). Dans les régions européenne, de la Méditerranée orientale et des Amériques, plus de 50 % des femmes sont en surpoids, dont la moitié environ sont également obèses (25 %, 24 % et 30 % respectivement). Dans la Région européenne, alors que les hommes sont plus susceptibles d'être en surpoids, l'obésité est plus fréquente chez les femmes *(9, 24)*.

L'obésité est l'un des plus grands défis de santé publique au XXIe siècle. Dans de nombreux pays d'Europe, sa prévalence a triplé depuis les années 1980. Outre divers problèmes psychologiques et

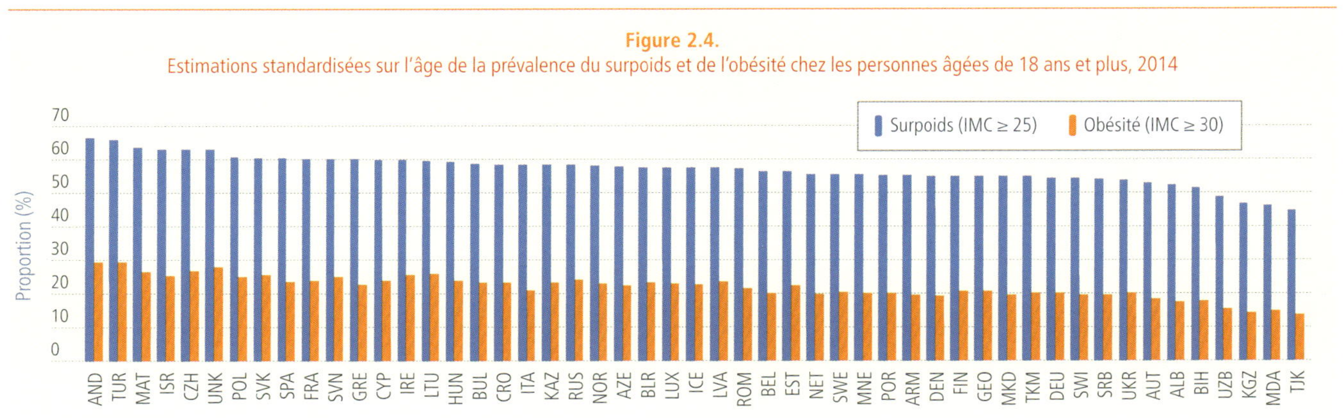

Figure 2.4.
Estimations standardisées sur l'âge de la prévalence du surpoids et de l'obésité chez les personnes âgées de 18 ans et plus, 2014

Note : l'OMS utilise des méthodes standard pour calculer les estimations de manière à optimiser la comparabilité des données entre les pays. Ces données peuvent donc être différentes des statistiques officielles des États membres.

Source : Rapport sur la situation mondiale des maladies non transmissibles 2014 *(9)*.

incapacités physiques, l'excès de poids augmente considérablement le risque de contracter plusieurs maladies non transmissibles, comme les maladies cardiovasculaires, le cancer et le diabète sucré *(25)*. Plusieurs programmes du Bureau régional de l'OMS pour l'Europe s'attaquent à l'épidémie d'obésité dans la Région, notamment ceux qui mettent l'accent non seulement sur l'activité physique et l'alimentation, mais aussi sur les déterminants socioéconomiques, les maladies cardiovasculaires, le diabète sucré, le cancer et la santé de l'enfant et de l'adolescent.

La Région européenne a été la première à élaborer une stratégie portant spécifiquement sur l'activité physique. Dans la Déclaration de Vienne sur la nutrition et les maladies non transmissibles *(26)*, outre le Plan d'action européen pour une politique alimentaire et nutritionnelle 2015-2020 *(27)*, les États membres ont plaidé en faveur d'une stratégie visant à encourager l'activité physique au sein de tous les groupes de population, afin de promouvoir le bien-être au travers d'une approche pansociétale et de s'attaquer au fardeau de l'obésité et des maladies non transmissibles. Des estimations de l'OMS pour 2010 publiées récemment, selon lesquelles environ 20 % des hommes et 25 % des femmes de la Région européenne ont une activité physique insuffisante, soulignent la nécessité d'une telle politique *(9)*. La soixante-cinquième session du Comité régional de l'OMS pour l'Europe devrait se pencher sur cette stratégie en septembre 2015.

L'OMS appuie également l'action des pouvoirs publics en recueillant des informations sur l'efficacité des interventions qui ciblent le surpoids et l'obésité, par exemple dans les publications du Réseau des bases factuelles en santé (HEN) *(28)*. Les données présentées dans cette section permettent de penser qu'en luttant contre le surpoids et l'obésité on peut réaliser d'importants progrès en termes d'amélioration de la santé et de réduction de la mortalité dans la Région.

Une étude internationale montre que 23 % des enfants de 11 ans sont en surpoids

La prévalence du surpoids et de l'obésité chez les adolescents constitue un indicateur supplémentaire pour la quantification de cette cible de Santé 2020. L'Étude sur le comportement des enfants d'âge scolaire en matière de santé (HBSC), à laquelle participent 36 pays ou régions sous-nationales d'Europe, les États-Unis d'Amérique et le Canada *(29)*, a montré en 2012, sur la base de données autodéclarées concernant la taille et le poids, que de 11 % à 33 % des enfants de 11 ans étaient en surpoids ou obèses. La prévalence moyenne du surpoids et de l'obésité était de 23 % chez les enfants de 11 ans, de 19 % chez ceux de 13 ans et de 16 % chez ceux de 15 ans. Dans l'ensemble des pays et régions d'Europe ayant pris part à cette enquête, le taux de surpoids et d'obésité était plus élevé chez les garçons que chez les filles, souvent de façon très nette *(29)* (figure 2.5).

L'étude HBSC s'intéresse aux adolescents. Pour suivre l'évolution du surpoids chez les enfants en âge de fréquenter l'école primaire, le Bureau régional de l'OMS pour l'Europe a lancé l'Initiative pour la surveillance de l'obésité infantile (COSI) (encadré 2.2).

De même que chez les adultes, les deux principaux facteurs de risque de surpoids et d'obésité chez les adolescents sont une mauvaise alimentation et un manque d'activité physique. Selon l'étude HBSC, en 2009-2010, la proportion d'adolescents prenant un petit déjeuner chaque jour d'école et mangeant des fruits tous les jours diminuait avec l'âge, contrairement à la consommation de sodas *(33)*. Elle a également montré que la proportion d'enfants

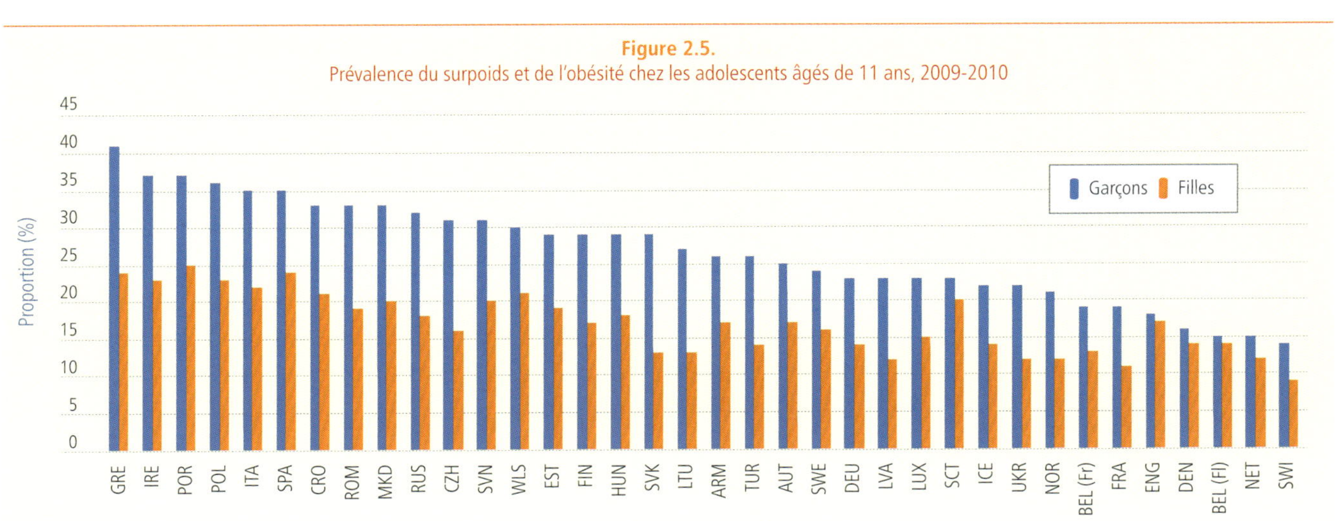

Figure 2.5.
Prévalence du surpoids et de l'obésité chez les adolescents âgés de 11 ans, 2009-2010

Note : le surpoids et l'obésité ont été définis sur la base des données de référence de l'OMS servant à suivre la croissance des enfants d'âge scolaire et des adolescents âgés de 5 à 19 ans. Les données présentées indiquent les proportions d'enfants et d'adolescents présentant un IMC supérieur de plus d'un écart-type à l'IMC de référence moyen de l'OMS pour l'âge considéré.

Source : Currie et al. *(29)*.

de 11 ans indiquant participer à une activité physique modérée à intense pendant une heure au moins chaque jour était comprise entre 10 % et 43 % pour les garçons, et 7 % et 31 % pour les filles. Les taux d'activité physique étaient encore plus faibles chez les jeunes âgés de 13 à 15 ans interrogés (29).

Ces chiffres laissent entendre que le renforcement de l'activité physique chez les enfants et les adolescents constitue un important domaine d'intervention en vue de lutter contre le surpoids et l'obésité. Une étude réalisée récemment par le Bureau régional de l'OMS pour l'Europe a révélé que plus de 90 % des pays déclaraient disposer de politiques fixant le niveau minimal d'heures d'éducation physique dans les écoles et détaillant les équipements requis pour les jardins d'enfants et les écoles dotés d'infrastructures sportives. Toutefois, seuls 20 % des pays ayant répondu indiquaient avoir adopté des politiques exigeant des pistes cyclables pour rejoindre les établissements scolaires, et 35 % à peine faisaient état de mesures destinées à faciliter la marche pour se rendre à l'école. Ces résultats montrent à quel point il est difficile d'élaborer des politiques intersectorielles, qui passent par une coordination des politiques de l'éducation avec celles de l'urbanisme et des transports, en vue d'instaurer des environnements plus favorables et plus sûrs, permettant aux enfants d'être plus actifs sur le plan physique dans toutes les cadres de la vie quotidienne (34).

Synthèse des progrès accomplis : maladies à prévention vaccinale

La deuxième quantification de la cible n° 1 de Santé 2020 concerne l'élimination durable de certaines maladies à prévention vaccinale, pour laquelle l'indicateur de base est le pourcentage d'enfants vaccinés contre la rougeole, la poliomyélite et la rubéole. Étant donné que, de nos jours, les vaccins contre la rougeole, les oreillons et la rubéole sont généralement administrés aux enfants de façon combinée, ce chapitre ne traite que de la vaccination contre la rougeole et la poliomyélite.

Dans la Région européenne, la couverture vaccinale moyenne contre la rougeole est passée de 93,4 % en 2010 (année de référence pour Santé 2020) à 93,7 % en 2011, et 94,6 % en 2012. Bien que la couverture globale s'étende régulièrement, on observe une

---

transmission endémique continue dans plusieurs pays et certains ont connu des flambées épidémiques d'ampleur nationale. Des mesures supplémentaires sont par conséquent nécessaires pour atteindre l'objectif de l'élimination de la rougeole, notamment pour combler les lacunes en matière d'immunité dans la population en améliorant les taux de couverture sous-nationale et pour la seconde dose de vaccin, et en atteignant des groupes de population spécifiques.

La couverture vaccinale moyenne contre la poliomyélite dans la Région était de 94,7 % en 2010, 94,4 % en 2011 et 95,4 % en 2012. Une vigilance constante est requise, car les flambées épidémiques de poliomyélite dans d'autres régions de l'OMS et la couverture vaccinale qui est loin d'être optimale dans certaines zones de la Région européenne constituent toujours une menace.

Augmentation des cas de rougeole malgré une amélioration de la couverture vaccinale globale

La couverture vaccinale contre la rougeole s'est accrue régulièrement dans la Région européenne, passant de 81 % en 1990 à environ 95 % en 2012 (figure 2.6 et carte 2.2). De 93,4 % en 2010, elle a atteint 93,7 % en 2011 et 94,6 % en 2012. Cependant, après un taux d'incidence historiquement bas en 2007-2009, on assiste à une recrudescence de la rougeole : pour l'année 2013, plus de la moitié des pays de la Région ont signalé des cas, dont le nombre total a atteint 31 685. Neuf pays, de la partie occidentale comme de la partie orientale de la Région, ont déclaré plus de 1 000 cas chacun.

Alors que la couverture pour une première dose de vaccin à valence rougeole et à valence rubéole au niveau national est généralement élevée dans l'ensemble de la Région, la faiblesse des taux de couverture sous-nationale et pour la seconde dose de vaccin demeure inacceptable dans de nombreux pays. La plupart des flambées épidémiques sont survenues dans la population générale ; certaines, cependant, ont touché des groupes spécifiques, tels que des communautés qui refusent la vaccination pour des motifs religieux. En 2013, plus d'un tiers des cas de la Région concernaient des personnes âgées de 20 ans ou plus. Il apparaît ainsi que les adultes qui n'ont pas été vaccinés lors de la mise en œuvre initiale des programmes de vaccination contre la rougeole constituent un groupe à risque dans de nombreux pays *(35)*. Le Plan d'action européen pour les vaccins 2015-2020 est une déclinaison régionale du Plan d'action mondial pour les vaccins, élaborée en vue de répondre aux besoins particuliers de la Région et de relever les défis qui lui sont spécifiques en matière de vaccination *(36)*.

La transmission de la poliomyélite en dehors de l'Europe souligne la nécessité d'une vigilance constante

La couverture vaccinale globale contre la poliomyélite dans la Région est passée de 87 % en 1990 à 94,7 % en 2010, 94,4 % en 2011 et 95,4 % en 2012 (figure 2.6). En juin 2013, la Commission régionale européenne de certification de l'éradication de la poliomyélite a évalué le risque de transmission continue à la suite de l'importation du poliovirus dans chacun des 53 pays de la Région : elle a jugé que 18 pays présentaient un risque intermédiaire, et quatre un risque élevé. De plus, la présence du poliovirus sauvage dans des échantillons environnementaux et sa transmission ont été

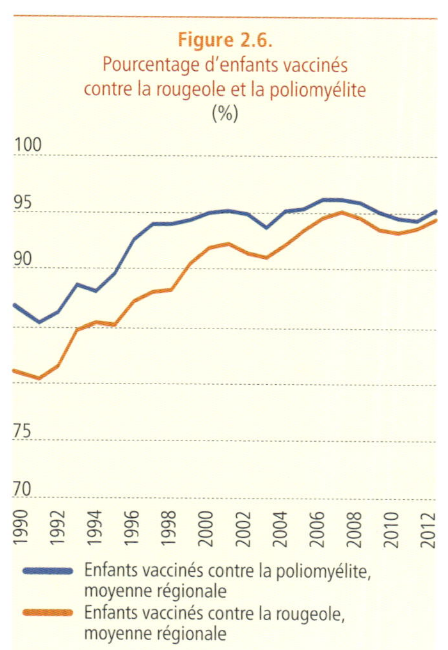

Figure 2.6.
Pourcentage d'enfants vaccinés contre la rougeole et la poliomyélite (%)

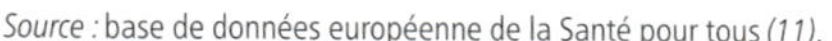

Note : indique le pourcentage d'enfants vaccinés contre la rougeole (1 dose) avant l'âge de 2 ans et le pourcentage de nourrissons intégralement vaccinés contre la poliomyélite (3 doses) avant l'âge de 1 an au cours de l'année civile indiquée.

Source : base de données européenne de la Santé pour tous *(11)*.

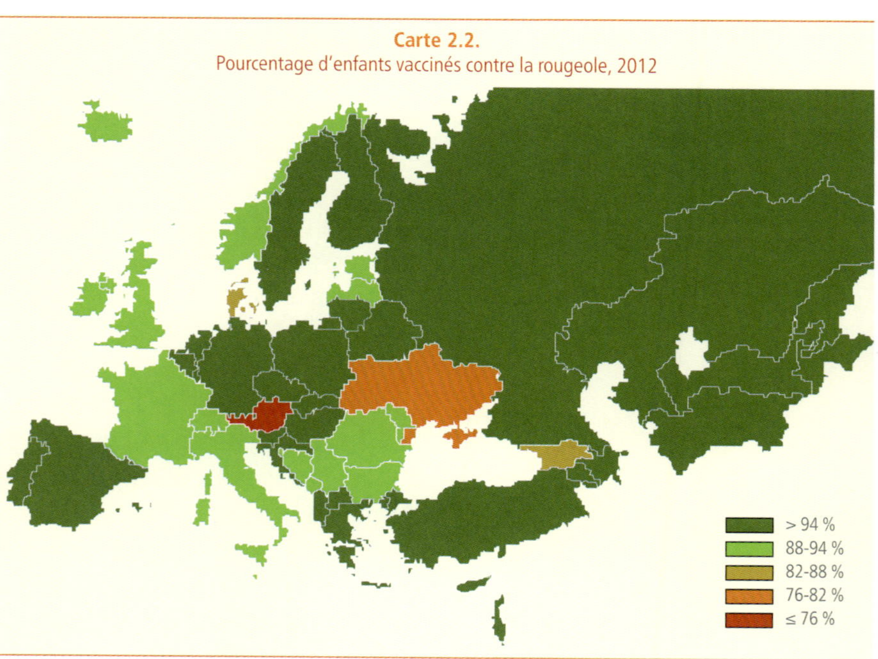

Carte 2.2.
Pourcentage d'enfants vaccinés contre la rougeole, 2012

Note : indique le pourcentage d'enfants vaccinés contre la rougeole (1 dose) avant l'âge de 2 ans.

Source : base de données européenne de la Santé pour tous *(11)*.

détectées dans un pays. La surveillance a été renforcée et, en 2014, après une absence de transmission de six mois, la Commission a établi que la transmission du poliovirus sauvage dans ce pays s'était interrompue. À l'instar des flambées épidémiques constatées dans des zones précédemment considérées comme exemptes de poliomyélite dans d'autres Régions en 2013, ces éléments nouveaux nous rappellent avec force la nécessité de faire preuve en permanence de vigilance pour préserver la Région d'un retour de la poliomyélite *(35)*. Les exercices de simulation de flambées de poliomyélite peuvent être un moyen efficace de mieux se préparer à ces flambées (encadré 2.3).

Encadré 2.3.
Préparation aux flambées épidémiques de poliomyélite dans la Région européenne

Contexte

Des progrès significatifs ont été accomplis depuis le lancement de l'Initiative mondiale pour l'éradication de la poliomyélite *(37)*. Le poliovirus sauvage demeure cependant endémique dans trois pays (Afghanistan, Nigéria et Pakistan) et des flambées épidémiques liées à des importations surviennent encore dans des zones exemptes de poliomyélite, la dernière en date dans la République arabe syrienne. Par conséquent, les zones exemptes de poliomyélite dans le monde doivent rester vigilantes. La Région européenne, qui est certifiée exempte de poliomyélite depuis 2002, a connu une flambée liée à une importation en 2010. Bien que le risque de transmission du poliovirus après importation soit faible dans la Région, la Commission régionale européenne de certification de l'éradication de la poliomyélite a constaté que les plans d'action nationaux de lutte contre le poliovirus étaient incomplets ou inexistants dans de nombreux pays et a recommandé que des essais soient effectués afin que ces plans puissent être déclenchés au cas où des flambées se produiraient à l'avenir.

Mesures prises

Pour faire suite à cette recommandation, une série d'exercices de simulation de flambées de poliomyélite a été réalisée, afin d'étudier les capacités de coordination et de planification des pays en cas de détection d'une telle flambée. Ces exercices se sont déroulés en divers points de la Région en 2012-2013 et avec des participants d'Arménie, d'Azerbaïdjan, de Bosnie-Herzégovine, de Géorgie, du Monténégro, du Royaume-Uni de Grande-Bretagne et d'Irlande du Nord, de Serbie et d'Ukraine. Ces derniers ont notamment été encouragés à analyser et à actualiser leurs plans d'action nationaux afin d'améliorer le dépistage du poliovirus importé et de renforcer la préparation. Les exercices de préparation ont porté sur des composantes des plans d'action – comme leur coordination, la communication et la collaboration aux niveaux national et international – et aidé les participants à cerner les points forts et les problèmes en vue d'améliorer les interventions de leurs pays.

Résultats

Les exercices de simulation de flambées de poliomyélite ont montré que les pays participants étaient en général préparés à l'introduction potentielle du poliovirus, mais que les niveaux de préparation étaient à améliorer. Les points forts et les faiblesses de chaque pays ont été mis en évidence et des informations pratiques fournies quant à la manière de remédier aux insuffisances. Les rapports remis par les pays à la Commission régionale européenne de certification de l'éradication de la poliomyélite en 2013 et 2014 ont montré que de grands progrès avaient été accomplis depuis l'exercice initial. Par exemple, des pédiatres et des épidémiologistes ont défini des stratégies communes en vue de vacciner les groupes de population traditionnellement mal desservis, notamment au travers de la formation de médiateurs au sein de ces groupes, d'une cartographie de leurs implantations et de l'élaboration de supports promotionnels rédigés dans les langues et dialectes locaux. Il a également été prévu d'assurer la formation continue de l'ensemble des professionnels de la santé.

Les exercices de simulation de flambées de poliomyélite ont aidé les pays participants à se familiariser mutuellement avec leurs plans de préparation et favorisé une meilleure compréhension et une meilleure collaboration entre les pays et les organisations internationales. Les expériences et les enseignements qui en ont été tirés sont applicables à d'autres maladies à prévention vaccinale et leur élargissement à d'autres pays et zones sous-nationales a été approuvé par la Commission régionale européenne de certification de l'éradication de la poliomyélite *(38)*.

Synthèse des progrès accomplis : causes externes

La troisième quantification de la cible n° 1 de Santé 2020 porte sur la réduction de la mortalité due à des causes externes, pour laquelle les taux de mortalité standardisés (TMS), toutes causes externes et traumatismes confondus, constituent l'indicateur de base (codes CIM-10 V01 à V99, W00 à W99, X00 à X99 et Y00 à Y98).

Le taux de mortalité, toutes causes externes et traumatismes confondus, est en recul dans la Région depuis 2002. En 2010 (année de référence de Santé 2020), ce taux était de 60,9 pour 100 000 habitants ; en 2011, il était de 60,2 pour 100 000 habitants. Toutefois, la moyenne régionale de 2011 est basée sur des données fournies par un nombre limité de pays et devra être réévaluée lorsque la plupart auront communiqué leurs données de mortalité à l'OMS.

Le taux de mortalité imputable à des causes externes et à des traumatismes est en recul depuis 2002

Le taux de mortalité, toutes causes externes et traumatismes confondus, est en recul constant dans la Région depuis le début des années 2000. Ces dernières années, cette baisse a semblé stagner ; en 2010, le taux était de 60,9 pour 100 000 habitants ; en 2011, de 60,2 pour 100 000 habitants. Il convient cependant de noter que la moyenne régionale de 2011 est basée sur des données fournies par un nombre limité de pays (tableau A.2 à l'annexe 1) et que ce chiffre doit donc être considéré comme un taux préliminaire, qui devra être réévalué lorsque la plupart des pays auront communiqué leurs données de mortalité à l'OMS.

Ces dernières années, on observe en particulier une baisse des taux de mortalité masculine imputable à des causes externes et à des traumatismes, d'où une réduction de l'écart entre les hommes et les femmes, passé de 72,6 en 2010 à 71,9 en 2011. Bien que cette évolution soit positive, l'écart hommes-femmes en termes absolus est toujours considérable (figure 2.7).

Les hommes représentent 75 % des personnes tuées dans des accidents de la route

Un indicateur supplémentaire pour la quantification de cette cible de Santé 2020 consiste à ventiler les taux de mortalité globale par cause, notamment les accidents de la route impliquant des véhicules à moteur et les suicides. Les données indiquent que les taux de mortalité sont systématiquement plus élevés pour les hommes que pour les femmes, indépendamment des causes externes de décès (tableau 2.2). Parmi les décès liés à des accidents impliquant des véhicules à moteur dans la Région, 75 % concernent des hommes, dont plus de la moitié sont âgés de 15 à 44 ans (54 %) *(39)*. Bien que les traumatismes dus aux accidents de la route entraînent un nombre relativement plus faible de décès parmi les personnes âgées, ce groupe est particulièrement vulnérable : la capacité à faire face aux situations de circulation difficiles décline avec l'âge, tandis que les personnes deviennent plus fragiles sur le plan physique *(40)*.

En 2010, 92 500 personnes sont décédées de traumatismes imputables à un accident de la route, soit 25 % de moins qu'en 2007. Durant cette période, le nombre de véhicules immatriculés a augmenté de 6 %, ce qui donne à penser que les interventions en matière de sécurité routière ont eu des effets modérateurs en dépit d'une exposition accrue *(39)*. La prévention des traumatismes fait partie des préoccupations de nombreux gouvernements : une étude menée en 2013 par l'OMS et l'Observatoire européen des systèmes et des politiques de santé a conclu qu'il existe en Europe de nombreuses politiques fondées sur des bases factuelles dans le domaine de la sécurité routière, mais que leur mise en

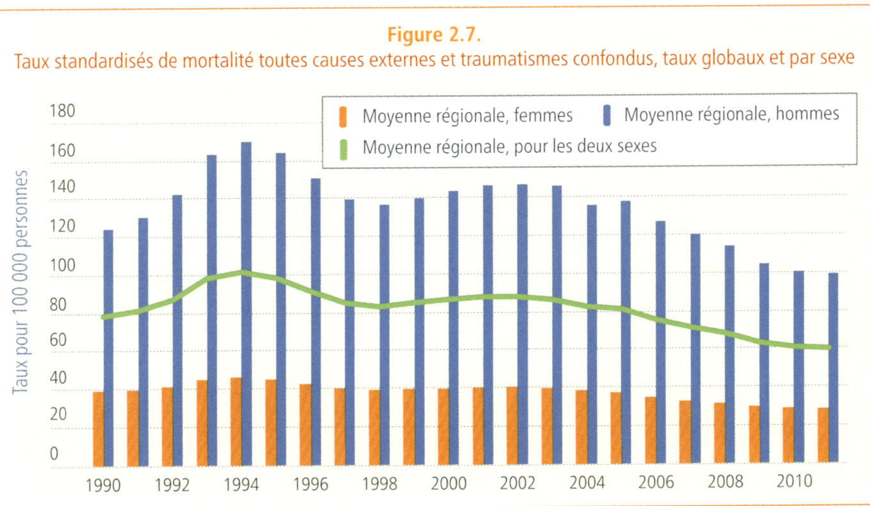

Figure 2.7.
Taux standardisés de mortalité toutes causes externes et traumatismes confondus, taux globaux et par sexe

Source : base de données européenne de la Santé pour tous *(11)*.

Tableau 2.2.
Taux standardisés de mortalité imputable à des causes externes pour 100 000 habitants, par sexe

Lieu	Accidents de la route		Chutes accidentelles		Intoxication accidentelle		Intoxication accidentelle due à l'alcool		Suicide et lésions auto-infligées		Homicides et agressions	
	Femmes	Hommes	Femmes	Hommes	Femmes	Hommes	Femmes	Hommes	Femmes	Hommes	Femmes	Hommes
Moyenne régionale	4,3	14,4	3,1	7,5	3,0	11,0	0,9	3,9	4,8	21,3	1,8	5,6
Allemagne	1,8	5,7	4,7	7,4	0,3	1,0	0,1	0,2	4,8	14,8	0,5	0,5
Arménie	2,1	11,9	0,1	1,2	0,2	0,6	0,0	0,1	1,2	4,4	0,8	2,7
Autriche	2,7	7,9	3,9	8,9	0,1	0,3	0,0	0,0	6,0	20,6	0,4	0,6
Bélarus	–	–	3,8	19,1	2,7	16,1	–	–	8,5	46,9	3,7	8,0
Belgique	3,4	11,5	6,8	9,7	1,3	2,5	0,1	0,4	9,2	24,9	0,7	1,4
Bosnie-Herzégovine	0,0	0,2	0,0	0,0	0,0	0,0	0,0	0,0	0,0	0,3	0,0	0,0
Bulgarie	2,7	7,7	1,2	4,5	0,6	1,7	0,2	0,5	3,1	14,6	0,7	1,7
Chypre	2,8	15,3	1,9	3,7	0,4	2,9	0,0	0,0	1,0	6,0	1,4	1,0
Croatie	2,3	15,5	11,7	17,8	1,5	3,8	0,2	0,7	6,1	25,3	0,6	1,7
Danemark	1,5	5,1	4,4	6,6	1,9	6,1	0,2	0,2	4,7	14,6	0,4	1,1
Espagne	1,7	7,0	1,9	3,6	0,6	2,0	0,1	0,1	2,6	9,1	0,4	1,0
Estonie	3,0	11,9	2,4	8,8	6,7	33,6	3,8	15,5	4,5	26,7	1,6	7,9
Ex-République yougoslave de Macédoine	3,1	9,5	3,3	4,1	0,5	1,4	0,0	0,2	3,1	8,3	1,2	3,0
Fédération de Russie	–	–	2,8	10,6	9,3	38,7	–	–	6,6	39,5	5,6	20,5
Finlande	2,2	7,0	7,9	19,5	5,6	19,5	2,5	10,4	7,0	25,0	1,3	2,4
France	2,4	9,5	3,7	6,8	1,5	3,0	0,2	0,8	7,4	22,9	0,4	0,8
Géorgie	0,6	2,5	0,1	0,3	0,3	0,7	0,0	0,3	0,6	4,5	0,2	0,5
Grèce	4,2	17,1	1,4	4,2	0,7	3,7	0,0	0,0	1,3	6,2	0,5	2,5
Hongrie	3,2	10,1	8,2	15,6	0,6	1,7	0,1	0,3	8,2	34,5	1,0	1,7
Irlande	2,1	6,0	3,9	5,5	3,5	8,7	1,6	2,7	4,5	17,3	0,2	1,4
Islande	0,7	6,3	5,4	6,5	1,3	2,0	0,0	0,0	4,6	18,2	0,0	0,6
Israël	2,5	7,4	0,9	2,2	0,0	0,1	0,0	0,0	2,4	9,5	1,0	3,5
Italie	2,5	10,8	1,8	4,0	0,3	1,0	0,0	0,1	2,2	8,9	0,4	1,1
Kazakhstan	–	–	1,7	5,7	7,3	26,1	–	–	7,6	40,8	3,6	16,2
Kirghizistan	9,1	27,8	0,8	4,4	4,4	22,6	2,6	15,5	4,0	17,2	3,0	12,7
Lettonie	4,0	12,7	2,6	12,9	2,9	14,0	1,9	9,5	5,0	36,6	2,8	9,5
Lituanie	3,7	15,7	3,1	14,2	5,9	26,9	3,4	15,5	9,1	51,4	2,7	7,5
Luxembourg	3,5	7,3	4,1	10,2	3,0	3,5	1,5	1,4	5,9	13,1	0,0	0,9
Malte	2,2	6,5	3,0	7,7	0,0	0,5	0,0	0,0	0,0	9,2	1,0	0,0
Monténégro	4,4	10,1	0,3	4,5	0,0	0,3	0,0	0,0	8,5	25,5	1,1	3,1
Norvège	1,4	4,4	4,0	7,3	3,5	8,7	0,3	1,1	5,6	14,1	0,3	0,8
Pays-Bas	1,7	4,7	5,3	7,1	0,4	1,2	0,1	0,1	5,6	12,7	0,6	1,1
Pologne	3,9	15,6	4,9	11,7	1,0	5,6	0,6	4,6	3,4	26,7	0,6	1,4
Portugal	3,5	12,9	1,2	3,0	0,1	0,3	0,0	0,1	3,3	13,0	0,5	1,3
République de Moldova	5,9	18,3	2,0	7,8	4,4	14,3	2,2	8,2	5,4	26,9	3,5	7,8
République tchèque	2,7	9,0	3,1	7,3	2,3	4,9	1,1	2,9	4,3	23,9	0,7	0,9
Roumanie	4,8	16,4	2,1	10,0	2,4	7,2	0,8	3,8	3,7	20,8	1,3	3,1
Royaume-Uni	1,5	4,8	3,4	5,4	1,8	4,3	0,5	0,9	2,9	10,1	0,2	0,4
Serbie	2,7	10,1	1,5	4,2	0,3	0,9	0,1	0,2	6,1	22,3	0,9	2,2
Slovaquie	3,3	11,1	3,4	12,5	1,0	3,5	0,7	2,7	3,0	19,4	0,9	1,3
Slovénie	2,4	10,7	11,5	22,8	1,3	4,5	0,4	1,8	6,1	29,3	0,4	0,4
Suède	1,2	3,8	3,2	6,6	1,9	6,2	0,4	1,8	5,9	16,4	0,6	1,4
Suisse	1,4	5,2	8,1	12,2	1,1	3,1	0,2	0,5	6,2	16,5	0,5	0,5
Turquie	3,0	10,4	4,6	6,6	0,3	0,5	0,0	0,1	0,8	2,5	0,5	2,0
Ukraine	–	–	1,8	8,5	5,0	23,6	–	–	5,7	32,5	2,4	7,3

Note : données de la dernière année disponible, 2009-2012 ; moyennes régionales pour 2011. Les pays pour lesquels il n'existe pas de données pour cette période ne sont pas inclus.

Source : base de données européenne sur la mortalité *(41)*.

œuvre présente d'importantes disparités. Lorsqu'elles sont mises en application avec succès, on constate que ces politiques se traduisent par une réduction notable de la mortalité par accidents de la route *(42)* (encadré 2.4). Du reste, les différences nationales concernant cette mortalité sont considérables (tableau 2.2), ce qui indique que les possibilités d'amélioration sont encore importantes dans de nombreux pays.

Le suicide demeure un problème de santé important en dépit de tendances à la baisse

On enregistre une tendance à la baisse pour la mortalité par suicide et blessures auto-infligées dans la Région, avec des taux de mortalité passés de 19,8 pour 100 000 habitants en 1994 à 12,6

Encadré 2.4.
Réduction des accidents de la circulation dans la Fédération de Russie

Contexte

Dans la Fédération de Russie, l'évolution de la mortalité liée aux accidents de transport est contrastée au fil du temps, avec des tendances à la hausse ou à la baisse selon les périodes. Cependant, les comparaisons avec d'autres pays de la Région européenne ont montré que l'écart se creusait et que des mesures devaient par conséquent être prises.

Mesures prises

Un programme fédéral ciblé d'amélioration de la sécurité routière pour 2006-2012 a été mis en œuvre en vue de réduire la mortalité liée aux transports. Il s'articulait autour des grandes composantes suivantes :

- amélioration de la formation des conducteurs,
- modernisation de l'infrastructure routière,
- mise en place de mécanismes visant à améliorer le respect de la réglementation routière,
- application plus stricte des mesures légales en cas d'infraction,
- réduction du délai entre l'accident et l'arrivée des services d'urgence sur les lieux,

- intervention médicale plus rapide et mieux coordonnée.

Résultats

Entre 2005, année de lancement du programme, et 2013, les taux de mortalité masculine et féminine ont diminué en moyenne de 26,2 % et 29,4 % respectivement, ce qui indique qu'il a eu un effet positif. Des tendances à la baisse ont été observées dans tous les groupes d'âge. Chez les adultes en âge de travailler, dans la tranche d'âge 20-39 ans, on a constaté une réduction des taux de mortalité de 20,8 % chez les hommes et de 22,2 % chez les femmes. Chez les personnes âgées de 60 ans et plus, la réduction était plus importante, avec 35,5 % pour les hommes et 39,9 % pour les femmes.

Les piétons sont fréquemment victimes d'accidents de transport ; le programme a donc eu également des répercussions significatives sur leur mortalité. En raison d'une réduction de la mortalité de 45,7 % chez les hommes et de 45,2 % chez les femmes, les décès de piétons en proportion de l'ensemble des décès liés aux transports sont passés de 40,1 % à 29,5 % pour les hommes et de 49,2 % à 38,2 % pour les

femmes. Étant donné que les piétons sont souvent des personnes âgées, il y a lieu de penser que le programme a eu un impact plus prononcé sur la mortalité dans ce groupe d'âge.

Les variations sous-nationales de la mortalité liées à la disparité des niveaux de développement des infrastructures et des niveaux d'intensité de la circulation dans différentes régions (oblasts) étaient frappantes. En 2013, cette variation des taux de mortalité allait de 1 à 14 chez les hommes (de 5,8 à 82,2 pour 100 000 habitants) et de 1 à 30 chez les femmes (de 0,9 à 30,3 pour 100 000 habitants) entre les différentes régions. Entre 2005 et 2013, la mortalité liée aux accidents de transport a diminué dans 69 régions sur 82.

Ces premières baisses importantes ont toutefois commencé à marquer le pas après 2010 : durant la période 2010-2013, la mortalité n'a baissé que de 1,1 % chez les femmes, tandis qu'elle augmentait de 3,1 % chez les hommes. Pour pérenniser les évolutions positives obtenues dans la Fédération de Russie, un programme complémentaire a été approuvé pour la période 2013-2020.

en 2010 et 2011 *(11)*. Néanmoins, il s'agit toujours d'un important problème de santé : 6 des 20 pays affichant les taux de suicide les plus élevés au monde se trouvent dans la Région européenne. Les jeunes adultes sont particulièrement exposés, le suicide représentant 17,6 % de l'ensemble des décès chez les personnes âgées de 15 à 29 ans dans les pays à revenu élevé. Pour ce groupe d'âge, il s'agit de la deuxième cause de décès après les accidents de la circulation, aussi bien au niveau mondial qu'en Europe *(43)*. Le risque de suicide est également important chez les personnes âgées, et le taux de suicide global dans la Région européenne est plus élevé que dans le reste du monde, ce qui démontre la nécessité d'une prévention active du suicide dans ce groupe d'âge *(44, 45)*. Les taux de mortalité par suicide et lésions auto-infligées tous âges confondus présentent de grandes disparités entre les pays, le taux le plus élevé de la Région chez les hommes atteignant la valeur très inquiétante de 51,4 pour 100 000 personnes (tableau 2.2). Un rapport publié par l'OMS en 2014 propose des orientations pratiques sur les actions stratégiques que peuvent entreprendre les gouvernements en fonction de leurs ressources et des activités existantes de prévention du suicide. Il recommande notamment des interventions basées sur les données factuelles, peu onéreuses et efficaces, y compris dans les environnements disposant de peu de ressources *(46)*.

Cible n° 2 : augmenter l'espérance de vie en Europe

Synthèse des progrès accomplis

La quantification de cette cible de Santé 2020 concerne la poursuite de la hausse de l'espérance de vie au rythme actuel (taux annuel pour la période 2006-2010), associée à une diminution des disparités en termes d'espérance de vie dans la Région. L'indicateur de base retenu est l'espérance de vie à la naissance.

L'espérance de vie moyenne à la naissance s'est accrue dans la Région depuis les années 1990. Au moment de la rédaction du présent rapport, les informations disponibles étaient insuffisantes pour évaluer le rythme d'évolution de l'espérance de vie au niveau régional depuis 2010, année de référence de Santé 2020. Les

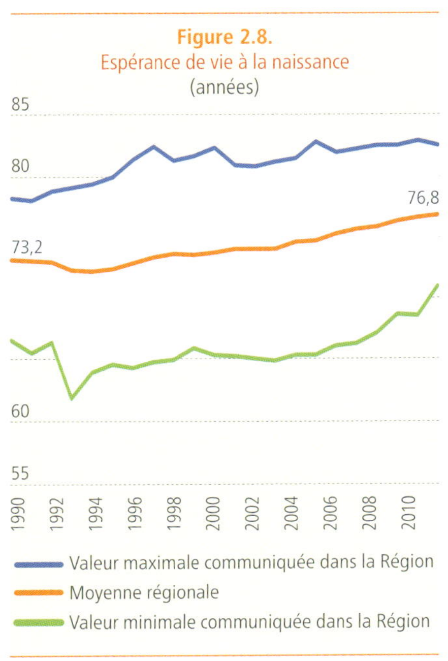

Figure 2.8.
Espérance de vie à la naissance
(années)

Source : base de données européenne de la Santé pour tous *(11).*

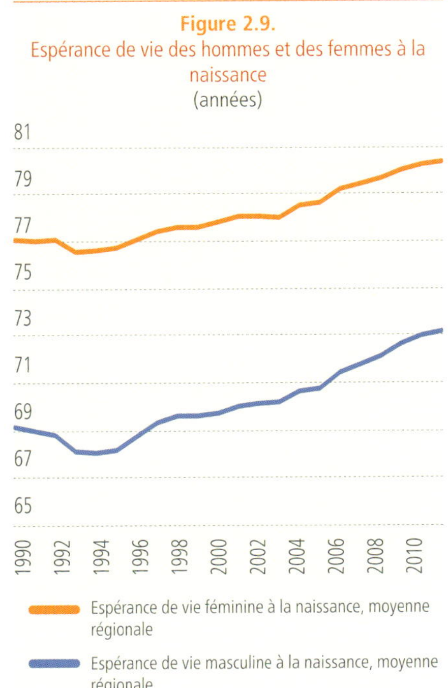

Figure 2.9.
Espérance de vie des hommes et des femmes à la naissance
(années)

Source : base de données européenne de la Santé pour tous *(11).*

différences entre pays de la Région et entre hommes et femmes se sont atténuées au fil du temps. Cette tendance positive semble s'être poursuivie durant la période 2010-2011, bien que le peu de données disponibles ne permette pas de tirer des conclusions valables. Les disparités demeurent cependant considérables.

L'écart entre les pays en matière d'espérance de vie à la naissance est toujours supérieur à dix ans

La cible de Santé 2020 stipule que l'espérance de vie doit continuer à augmenter au rythme annuel enregistré de 2006 à 2010. Durant cette période, l'augmentation annuelle moyenne était de 0,26 an, ce qui attestait d'une progression plus rapide que durant la période précédente (1990-2005), où elle n'était que de 0,09 an. L'espérance de vie moyenne à la naissance dans la Région européenne était de 76,6 ans en 2010 et de 76,8 ans en 2011 (figure 2.8). Au moment de la rédaction du présent rapport, il n'était pas encore possible de calculer de façon fiable la moyenne régionale pour 2012, les données correspondantes n'étant disponibles que pour une minorité de pays. Ce calcul sera donc effectué à l'occasion de la publication des indicateurs sanitaires de base de 2015 du Bureau régional. Une évaluation de la tendance à plus long terme montre que l'espérance de vie moyenne dans la Région s'était nettement dégradée en 1993 ; ce phénomène était lié à la crise sociale et économique qui avait suivi le démantèlement de l'URSS *(47).*

Depuis le début des années 1990, l'écart observé entre les chiffres les plus élevés et les plus faibles en termes d'espérance de vie a été de 16 ans en moyenne pour la plupart des années. Cependant, en 2009 et 2010, il est passé à 14 ans environ, puis à 11 ans seulement en 2011. Cet écart est nettement plus faible qu'au cours des années précédentes, mais, dans la mesure où seuls 25 pays avaient communiqué leurs données d'espérance de vie pour 2011 au moment de la rédaction de ce rapport, il doit être interprété avec prudence : les valeurs minimales et maximales seront actualisées une fois que les données des pays restants auront été transmises à l'OMS.

Les moyennes régionales pour l'espérance de vie des hommes et des femmes augmentent à un rythme similaire depuis 1990 (figure 2.9). Une évaluation de l'écart en matière d'espérance de vie par sexe depuis 1990 montre que les femmes vivent systématiquement

environ 8 ans de plus en moyenne que les hommes. La différence
la plus importante, de quelque 8,5 ans, est intervenue durant
les années 1994 et 1995 ; elle s'explique probablement par les
conséquences de la crise qui a suivi le démantèlement de l'URSS *(48)*.
Depuis 2002, l'écart a été ramené à 7 ou 8 ans, principalement en
raison de hausses plus rapides de l'espérance de vie masculine dans
la Communauté des États indépendants (CEI).

La réduction des différences en termes d'espérance de vie moyenne
dans la Région entre les pays et entre hommes et femmes constitue
un signe positif, mais les écarts demeurent importants.

Espérance de vie supérieure à la moyenne à la naissance et inférieure à la moyenne à 65 ans dans certains pays

Un indicateur supplémentaire pour la quantification de cette
cible de Santé 2020 est l'espérance de vie à 1, 15, 45 et 65 ans ; cette
sous-section s'intéresse à l'espérance de vie à 65 ans. Dans certains
pays, l'espérance de vie masculine et féminine est supérieure à la
moyenne régionale à la naissance, mais inférieure à celle-ci à l'âge de
65 ans. Dans d'autres, l'espérance de vie des hommes et des femmes à
la naissance et à 65 ans est inférieure à la moyenne régionale, tandis
que, dans d'autres encore, elle n'est inférieure que pour l'un des sexes
(tableau 2.3). L'espérance de vie à 65 ans au niveau régional indique
une tendance à la hausse, puisqu'elle est passée de 15,7 ans en 1993 à
18,0 en 2011 *(11)*.

Une étude a été réalisée en 2014 sur les causes des augmentations
de l'espérance de vie à 60 ans, principalement dans les
pays à revenu élevé, et elle a abouti à la conclusion que les
améliorations étaient avant tout dues à une baisse du tabagisme
(pour les hommes) et de la mortalité imputable aux maladies
cardiovasculaires (pour les hommes et les femmes). Le décalage
dans le temps des tendances comportementales en matière de
tabagisme chez les hommes et les femmes des pays à revenu
élevé (ce que l'on appelle épidémie de tabagisme *(49)*) explique
probablement les différences entre les sexes constatées dans cette
étude. L'augmentation de l'obésité et la prévalence du diabète
sucré de type II qui en résulte pourrait limiter à l'avenir les taux
d'amélioration de la mortalité à des âges avancés, à l'instar de la
prévalence accrue de la démence provoquée par le vieillissement
de la population *(12)*.

Cible n° 3 : limiter le manque d'équité en matière de santé en Europe

Synthèse des progrès accomplis

La quantification de cette cible de Santé 2020 porte sur une réduction des disparités en matière de santé associées aux déterminants sociaux dans la population européenne. Les indicateurs de base sont les suivants :

Tableau 2.3.
Espérance de vie des hommes et des femmes à la naissance et à l'âge de 65 ans

Pays	Espérance de vie à la naissance		Espérance de vie à l'âge de 65 ans		Pays	Espérance de vie à la naissance		Espérance de vie à l'âge de 65 ans	
	Hommes	Femmes	Hommes	Femmes		Hommes	Femmes	Hommes	Femmes
Moyenne régionale	73,1	80,3	15,9	19,6	Italie	79,8	85,0	18,7	22,5
Albanie	73,7	78,9	14,9	17,8	Kazakhstan	63,7	73,5	11,9	15,6
Allemagne	78,7	83,4	18,3	21,3	Kirghizistan	65,5	73,7	12,8	15,7
Andorre	77,4	84,2	–	–	Lettonie	68,9	79,0	13,7	18,6
Arménie	71,3	77,8	14,3	17,0	Lituanie	68,0	79,0	13,6	18,5
Autriche	78,4	84,0	18,2	21,8	Luxembourg	79,2	83,9	18,2	21,7
Azerbaïdjan	71,3	76,3	14,5	16,3	Malte	78,8	83,1	17,8	21,1
Bélarus	64,8	76,6	11,8	16,9	Monténégro	73,3	78,0	15,2	17,3
Belgique	77,5	83,0	17,6	21,3	Norvège	79,7	83,6	18,5	21,2
Bosnie-Herzégovine	74,2	79,0	15,6	17,4	Ouzbekistan	68,2	73,0	13,0	15,0
Bulgarie	70,8	77,9	14,0	17,4	Pays-Bas	79,5	83,2	18,2	21,3
Chypre	80,1	83,9	19,0	21,1	Pologne	72,7	81,2	15,5	20,0
Croatie	74,0	80,7	15,0	18,8	Portugal	77,4	83,9	17,9	21,7
Danemark	78,0	82,1	17,5	20,3	République de Moldova	67,2	75,1	12,8	15,8
Espagne	79,4	85,5	18,8	22,9	République tchèque	75,1	81,3	15,8	19,4
Estonie	71,3	81,4	14,8	20,1	Roumanie	70,2	77,6	14,1	17,3
Ex-République yougo-slave de Macédoine	73,0	77,3	14,0	16,1	Royaume-Uni	78,8	82,7	18,4	21,0
					Saint-Marin	77,6	84,4	18,3	24,2
Fédération de Russie	63,1	75,0	12,0	16,6	Serbie	72,4	77,5	14,1	16,5
Finlande	77,5	84,0	17,9	21,9	Slovaquie	71,8	79,4	14,1	18,1
France	78,4	85,4	19,0	23,5	Slovénie	76,6	83,2	16,9	21,1
Géorgie	70,2	79,0	14,5	18,4	Suède	79,7	83,7	18,4	21,3
Grèce	78,6	83,2	18,6	20,7	Suisse	80,4	85,0	19,2	22,7
Hongrie	71,7	78,8	14,4	18,2	Tadjikistan	71,2	76,3	14,5	17,8
Irlande	78,5	83,0	17,8	21,0	Turkménistan	62,5	69,8	12,4	14,9
Islande	79,9	83,9	18,7	21,1	Turquie	74,5	80,0	15,7	19,1
Israël	80,4	84,1	19,4	21,7	Ukraine	66,2	76,2	12,8	16,8

Note : données de la dernière année disponible, 2004-2012 (à l'exception de 1998) ; moyennes régionales pour 2011.

Source : base de données européenne de la Santé pour tous *(11)*.

- mortalité infantile pour 1 000 naissances vivantes,
- proportion d'enfants officiellement en âge de fréquenter l'école primaire mais non scolarisés,
- taux de chômage,
- espérance de vie (décrite à la section consacrée à la cible n° 2),
- politiques nationales et/ou sous-nationales visant à limiter le manque d'équité en matière de santé, établies et attestées.

Depuis 1990, la mortalité infantile baisse dans les pays enregistrant les taux les plus élevés, d'où une réduction de l'écart entre les pays. La couverture des données communiquées pour les années les plus récentes n'est pas suffisante pour que l'on puisse déterminer si cette tendance positive s'est poursuivie depuis 2010.

La différence entre les proportions les plus élevées et les plus faibles d'enfants officiellement en âge de fréquenter l'école primaire mais non scolarisés s'amenuise dans les pays de la Région : elle était de 15,2 % en 2010, 12,7 % en 2011 et 10,6 % en 2012 (la valeur la plus faible en 2012 était de 0,2 %, et la plus élevée de 10,7 %).

Les taux de chômage varient considérablement dans la Région, la valeur la plus élevée et la valeur la plus faible étant respectivement de 31 % et 0,5 % en 2012. Alors que l'écart entre les valeurs les plus élevées et les plus basses dans la Région décroît depuis 2005, ces dernières années, le rythme de la réduction s'est ralenti, cet écart passant de 31,3 % en 2010 à 30,8 % en 2011 et à 30,5 % en 2012.

La proportion de pays de la Région ayant adopté une politique spécifique de lutte contre les inégalités de santé est passée de 58 % en 2010 à 67 % en 2013.

L'écart entre les taux de mortalité infantile les plus élevés et les plus bas se resserre

On entend par taux de mortalité infantile le nombre de décès de nourrissons de moins de 1 an pour 1 000 naissances vivantes. Les valeurs maximales déclarées dans la Région présentent un schéma irrégulier, tandis que les valeurs minimales sont peu ou prou constantes (figure 2.10). Cela s'explique en grande partie par le fait que la couverture des données concernant les pays est incomplète, en particulier pour ceux qui enregistrent les plus forts taux de mortalité infantile. Les moyennes régionales des premières années sont fondées sur des données issues de la plupart des pays, alors que seules les données de 27 pays sont incluses dans la moyenne de 2011. Ceux qui n'ont pas encore communiqué d'éléments pour 2011 font également partie des pays où les taux de mortalité infantile sont les plus élevés ; cela peut expliquer la baisse brutale de la valeur la plus élevée communiquée dans la Région en 2011. En général, cependant, il y a lieu de conclure que les taux les plus élevés ont diminué de façon significative au fil du temps, réduisant ainsi l'écart entre les pays. L'écart entre les taux de mortalité infantile les plus forts et les plus faibles en 1990 était de 40 décès de nourrissons pour 1 000 naissances vivantes ; dans les années 2000, il se situait dans une fourchette oscillant entre 20 et 30.

Le taux de mortalité infantile régional moyen a diminué de plus de moitié en 22 ans, passant de 15,4 décès pour 1 000 naissances vivantes en 1990 à 7,0 en 2011 (figure 2.10), ce qui représente un recul annuel de 3,7 %. À titre de comparaison, l'objectif du Millénaire pour le développement n° 4 exige une diminution des deux tiers de la mortalité des enfants de moins de 5 ans sur une période de 25 ans, ce qui correspond à une baisse moyenne annuelle de 4,4 %. De surcroît, le rythme de la réduction a décru durant la seconde moitié de la période considérée : la réduction annuelle moyenne en 2001-2011 était, au mieux, de 3,3 %, contre 4,5 % en 1998-2000. Il n'est pas possible de mesurer ce rythme de façon fiable à partir de 2010, en raison de retards de déclaration par les pays, mais la tendance donne à penser que la baisse de la mortalité infantile dans la Région va se poursuivre.

L'expérience acquise dans la Région – voire au niveau mondial – montre que des niveaux plus faibles de mortalité infantile sont étroitement associés à une proportion plus importante de décès néonataux (survenant entre 0 et 27 jours révolus) et que la diminution de la mortalité néonatale est plus lente que celle des décès postnéonataux (survenant entre 28 jours et 11 mois) (50). Pour suivre la baisse de la mortalité infantile dans la Région, il est nécessaire de disposer de systèmes d'état civil efficaces, qui recensent avec précision les décès de nourrissons, en particulier pendant les premiers jours suivant la naissance. Si le niveau de mortalité infantile est sans doute sous-estimé en raison soit d'une classification erronée des décès néonataux précoces en tant que mortinaissances, soit de la non-inscription, dans les systèmes d'état civil, des décès survenant durant les premières heures ou les premiers jours de vie (51), on estime que le biais déclaratif est pour l'essentiel constant. Il est

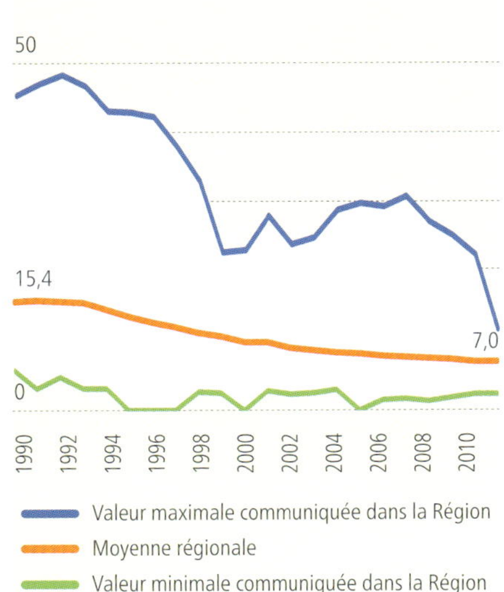

Figure 2.10.
Décès de nourrissons pour 1 000 naissances vivantes

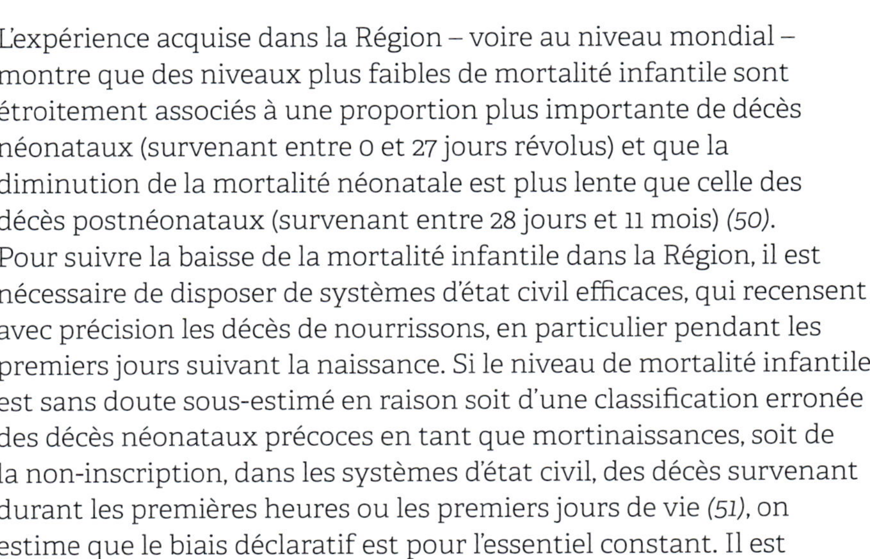

Source : base de données européenne de la Santé pour tous *(11)*.

par conséquent probable que la direction et l'ampleur prises par l'évolution présentée ci-dessus sont le reflet de la réalité. L'annexe 1 fournit de plus amples informations sur les questions et problèmes de qualité liés aux données de mortalité infantile.

Des disparités importantes dans les proportions d'enfants non scolarisés en cycle primaire

L'écart entre les proportions les plus élevées et les plus faibles d'enfants officiellement en âge de fréquenter l'école primaire mais non scolarisés s'amenuise dans la Région : il était de 15,2 % en 2010, 12,7 % en 2011 et 10,5 % en 2012. Les différences entre les pays restent néanmoins importantes, puisqu'en 2012 ces proportions se situaient entre 10,7 % et 0,2 %. La répartition à l'intérieur de la Région traduit des déséquilibres : la proportion était inférieure à 3,3 % dans 75 % des pays, et comprise entre 3,3 % et 10,7 % dans 25 % d'entre eux (figure 2.11).

Le caractère positif de la relation entre éducation et santé est largement admis. Il semble qu'il soit réciproque : une meilleure éducation se traduit par une meilleure santé (grâce à de meilleurs emplois, un revenu plus élevé et davantage de connaissances en matière de santé), tandis qu'une meilleure santé permet aux gens de consacrer davantage de temps, d'argent et d'énergie à l'éducation (53). S'attaquer au manque d'équité dans le domaine de l'éducation est par conséquent indispensable pour lutter contre le manque d'équité en santé. L'Initiative mondiale en faveur des enfants non scolarisés lancée par le Fonds des Nations Unies pour l'enfance (UNICEF) et l'Institut de statistique de l'UNESCO a fait état de la rareté des analyses systématiques visant à identifier les obstacles à l'instauration d'une éducation primaire pour tous, notamment en raison de l'absence d'outils et de méthodologies permettant de recenser les enfants non scolarisés et de suivre les progrès accomplis. Cette initiative a collaboré avec plusieurs pays de la Région européenne en vue d'améliorer les taux de scolarisation (54) (encadré 2.5).

Les différences en matière de taux de chômage s'atténuent, mais les évolutions récentes sont faibles

Les taux de chômage varient considérablement au sein de la Région : en 2012, la valeur la plus basse était de 0,5 % et la plus élevée

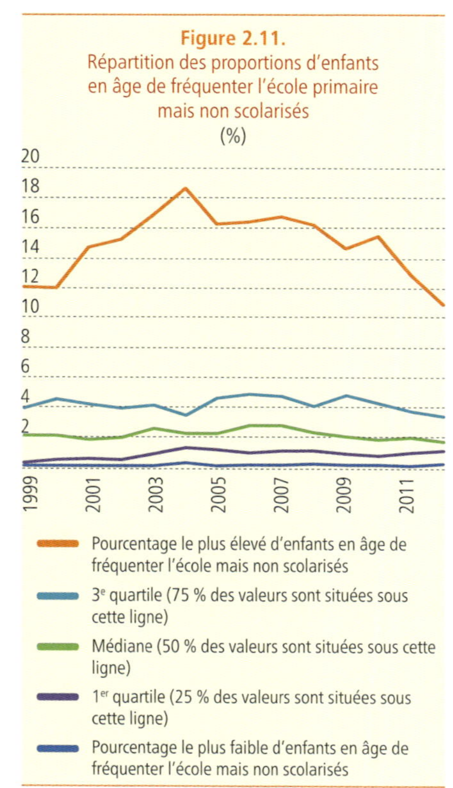

Figure 2.11.
Répartition des proportions d'enfants en âge de fréquenter l'école primaire mais non scolarisés (%)

Source : Organisation des Nations Unies pour l'éducation, la science et la culture (UNESCO), Institut de statistique (52).

Contexte

D'après l'enquête démographique et sanitaire menée en 2008 en Turquie, 7,5 % des enfants âgés de 6 à 10 ans et 4,63 % des enfants âgés de 11 à 13 ans n'étaient pas scolarisés. La Turquie est l'un des 25 pays dans lesquels l'UNICEF et l'Institut de statistique de l'UNESCO ont lancé, en 2010, l'initiative mondiale visant à accélérer la réduction du nombre d'enfants non scolarisés et à renforcer les systèmes de suivi de ces enfants.

Mesures prises

Pour lever les obstacles et goulets d'étranglement qui se traduisent par une exclusion de l'éducation, le gouvernement turc a mis en œuvre plusieurs politiques et programmes sociaux, comme la distribution de manuels gratuits et des repas gratuits pour les enfants vivant en zone rurale, loin des écoles. Il a également commencé à fournir une assistance en matière de logement, de transport et d'internat aux étudiants ; des matériels pédagogiques ; des bourses pour les enfants issus de ménages à faible revenu et/ou ruraux ; des transports gratuits pour les enfants en situation de handicap ; et des allocations mensuelles pour la prise en charge des enfants handicapés. L'éducation préprimaire a été étendue afin de toucher un plus grand nombre d'enfants et le secteur de l'éducation a commencé à utiliser le système d'information de gestion e-School et à adopter un système de gestion et d'établissement du budget basé sur les performances. D'autres stratégies ont également été mises en œuvre afin d'augmenter le taux de scolarisation, telles qu'un projet visant à améliorer les conditions de travail et de vie sociale des travailleurs agricoles saisonniers et des actions ciblant les enfants ayant besoin d'être protégés.

Résultats

Des centaines de milliers d'enfants ont bénéficié de repas gratuits, de bourses pour faire face au coût du logement, de services de bus gratuits et de bien d'autres prestations ayant pour objectif d'accroître la scolarisation. Selon les statistiques nationales en matière d'éducation, le taux de scolarisation net pour l'année scolaire 2013-2014 était de 99,5 % dans l'enseignement primaire. Pour les enfants âgés de 10 à 13 ans, le taux de scolarisation net dans le premier cycle de l'enseignement secondaire – après ajustement, par exemple pour tenir compte des enfants qui appartiennent à ce groupe d'âge mais fréquentent l'école primaire à la suite de redoublements – était de 99,9 %. En Turquie, la proportion d'enfants qui bénéficient d'une éducation préprimaire et acquièrent une éducation de base a considérablement augmenté, ce que l'on peut attribuer aux réformes et mesures de grande ampleur qui ont été adoptées afin de relever les défis en matière d'éducation (55, 56).

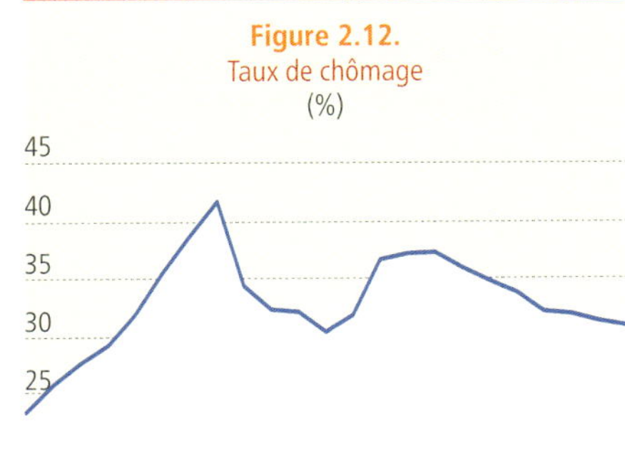
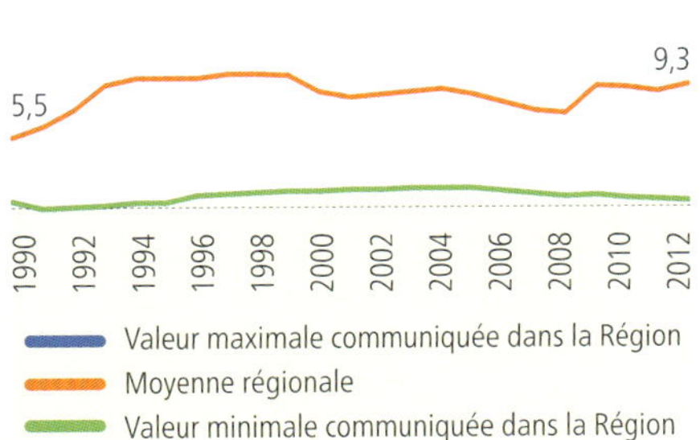

Figure 2.12.
Taux de chômage
(%)

Source : base de données européenne de la Santé pour tous *(11)*.

de 31 %. Alors que l'écart entre les valeurs les plus élevées et les plus basses dans la Région décroît depuis 2005, ces dernières années, le rythme de la réduction s'est ralenti, cet écart passant de 31,3 % en 2010 à 30,8 % en 2011 et à 30,5 % en 2012 (figure 2.12). En 2012, selon le Département de statistique de l'Organisation internationale du travail (ILOSTAT), les écarts entre les hommes et les femmes dans les économies développées et les pays de l'UE étaient faibles (taux de chômage masculin de 8,6 % et féminin de 8,5 %). Dans les pays d'Europe centrale et du Sud-Est (n'appartenant pas à l'UE) et dans la CEI, les taux étaient plus élevés pour les hommes que pour les femmes (8,2 % contre 7,7 %) *(57)*.

Les jeunes sont affectés de manière disproportionnée par les effets de la crise économique sur le marché du travail. ILOSTAT estime qu'en 2012 les taux de chômage des jeunes étaient de 18 % dans les économies développées et les pays de l'UE, et de 17,5 % dans les pays d'Europe centrale et du Sud-Est (hors UE) et de la CEI. Selon ces projections, les taux seront respectivement de 16 % et de 18 % en 2018, ce qui semble indiquer qu'il ne faut s'attendre à aucune amélioration majeure de la situation au cours des prochaines années. Qui plus est, dans les pays pour lesquels on dispose d'informations, la proportion de jeunes sans emploi et non scolarisés ou ne suivant pas une formation a continué à augmenter rapidement, prolongeant la tendance enregistrée depuis le début de la crise *(57)*. Ces taux élevés et/ou en hausse constituent un sujet de préoccupation majeur pour les responsables politiques, dans la mesure où ce groupe n'est pas inséré dans la vie professionnelle et ne développe pas ses compétences.

Le chômage a sur la santé une incidence directe (il s'accompagne d'un risque de mortalité accru et de comportements à risque, au nombre desquels une alcoolisation abusive), et une incidence indirecte, au travers des conséquences financières de la privation d'emploi, qui sont à l'origine d'une souffrance psychologique et d'une augmentation des troubles mentaux *(58)*. Il ressort des bases factuelles que l'emploi a un effet bénéfique sur la santé, bien que la relation entre les deux soit complexe. Il a notamment un effet protecteur contre la dépression et sur la santé mentale en général *(59)*. L'emploi joue un rôle important dans les stratégies visant à favoriser le vieillissement en bonne santé ; augmenter le taux d'emploi des personnes âgées de 50 ans et plus est, par conséquent, un objectif important de nombreux gouvernements européens. Les taux d'emploi actuels dans l'UE sont compris entre 47,5 % et 82,0 % chez les personnes âgées de 55 à 59 ans, entre 13,9 % et 64,2 % chez celles âgées de 60 à 64 ans, et entre 3,8 % et 27,0 % chez celles âgées de 65 à 69 ans *(60)*. Ces chiffres démontrent que des mesures d'envergure sont nécessaires pour atteindre des niveaux d'emploi corrects chez les personnes âgées et favoriser ainsi un vieillissement actif et en bonne santé.

Des politiques visant à lutter contre le manque d'équité étaient en place dans 31 pays en 2013

Les pays sont toujours plus nombreux à adopter des politiques spécifiques visant à réduire les inégalités de santé (figure 2.13). Sur les 36 pays ayant communiqué des données en 2013, 31 (86 %) disposaient d'une politique ou d'une stratégie portant sur le manque d'équité et/ou les déterminants sociaux, et 77 % de ces politiques concernaient la santé.

Globalement, les éléments le plus fréquemment cités en 2010 en vue de réduire les inégalités de santé concernaient principalement l'intégration des groupes défavorisés et l'amélioration de leur santé, et l'importance de commencer sa vie en bonne santé (87 % et 77 % des réponses respectivement). En 2013, les groupes défavorisés et le début de vie en bonne santé comptaient toujours au nombre des priorités (86 % et 75 % respectivement), mais celles-ci s'étaient diversifiées et une place de plus en plus grande était accordée à la lutte contre la pauvreté (81 %), à l'amélioration de l'environnement physique (81 %) et à la promotion des droits humains (75 %). Cet élargissement des thèmes au centre des politiques par rapport à la conception plus traditionnelle qui avait cours en 2010 est encourageant. Il donne à entendre que la mise en œuvre de Santé 2020 s'accélère et suscite de nouvelles initiatives aux niveaux national et sous-national *(61)*. Les données utilisées pour cet indicateur ont été recueillies dans le cadre d'une enquête menée auprès des pays par le Bureau régional de l'OMS pour l'Europe (encadré 2.6).

Autres indicateurs de base associés à cette cible

Les indicateurs de base relatifs à l'espérance de vie à la naissance et au coefficient de Gini (répartition des revenus) sont également liés à cette cible. L'indicateur concernant l'espérance de vie est présenté à la section consacrée à la cible n° 2 ; le coefficient de Gini n'est pas

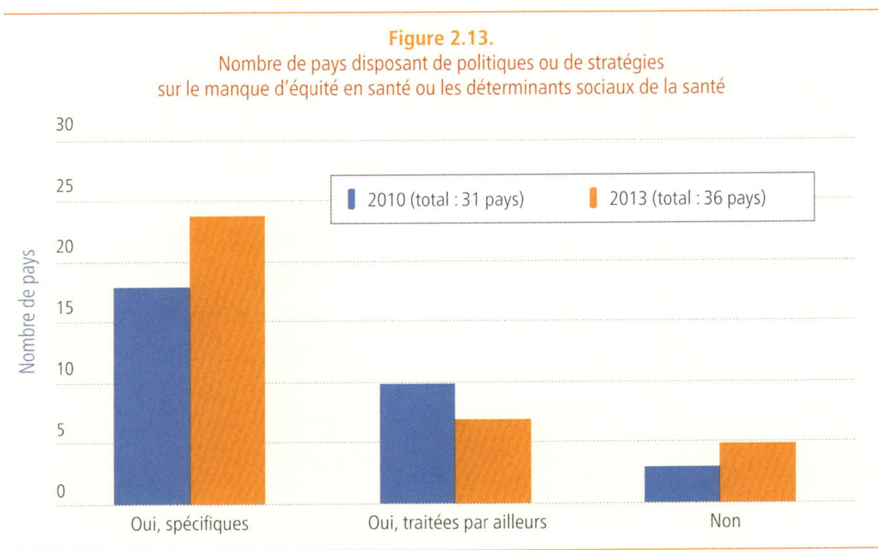

Figure 2.13.
Nombre de pays disposant de politiques ou de stratégies sur le manque d'équité en santé ou les déterminants sociaux de la santé

Source : Qualitative indicators for monitoring Health 2020 policy targets *(61)*.

décrit dans ce rapport faute de données suffisantes (voir l'annexe 1 pour plus d'informations).

Cible n° 4 : améliorer le bien-être des populations de la Région européenne

Synthèse des progrès accomplis

Les indicateurs de base de Santé 2020 liés à cette cible concernent le bien-être subjectif et objectif. L'indicateur relatif au bien-être subjectif est la satisfaction par rapport à la vie, et ceux qui ont trait au bien-être objectif sont :

- l'existence d'un soutien social,
- le pourcentage de la population disposant d'installations d'assainissement améliorées,
- le taux de chômage (présenté à la section consacrée à la cible n° 3),
- la proportion d'enfants officiellement en âge de fréquenter l'école primaire mais non scolarisés (présentée à la section consacrée à la cible n° 3).

Le score moyen autodéclaré de satisfaction par rapport à la vie – mesuré sur une échelle de 0 à 10, 10 correspondant à la meilleure vie possible – est compris entre 7,8 et 4,2 dans les pays de la Région européenne. D'autres travaux de recherche-développement sont toutefois nécessaires pour comprendre et interpréter ces données relatives au bien-être subjectif.

La proportion de personnes de la Région âgées de plus de 50 ans qui estiment disposer d'un soutien social s'échelonne entre 43 % et 95 %.

Une proportion considérable de la population des zones rurales de la Région n'a toujours pas accès à des installations d'assainissement améliorées et à l'eau courante à domicile. Dans neuf pays, moins de 50 % de cette population était raccordée à l'eau courante en 2012.

Les scores de satisfaction par rapport à la vie varient : d'autres travaux sont nécessaires pour comprendre ces différences

Le score moyen autodéclaré de satisfaction par rapport à la vie dans les pays de la Région européenne est compris entre 7,8 et 4,2. Sur les

50 pays pour lesquels il existe des données, 23 ont un score moyen supérieur à 5,9, et les 27 autres, un score inférieur ou égal à cette valeur (figure 2.14). La satisfaction par rapport à la vie a été notée de 0 à 10 sur l'échelle de Cantril, 10 correspondant à la meilleure vie possible pour les personnes interrogées, et 0 à la pire.

La satisfaction par rapport à la vie est considérée comme une mesure du bien-être subjectif, qui rend compte de ce que les personnes ressentent et déclarent elles-mêmes. D'autres composantes fréquemment citées du bien-être subjectif sont le bien-être émotionnel (comme les affects positifs et négatifs) et le fonctionnement positif (tel que le sentiment d'avoir un but dans l'existence). Le cadre de suivi de Santé 2020 ne comporte pas actuellement d'indicateurs portant sur ces aspects, mais les groupes d'experts de l'OMS sur l'élaboration d'indicateurs et la mesure du bien-être pour Santé 2020 ont recommandé l'adoption d'indicateurs supplémentaires en vue d'en rendre compte (62). De telles mesures du bien-être subjectif sont difficiles à comprendre et à interpréter :

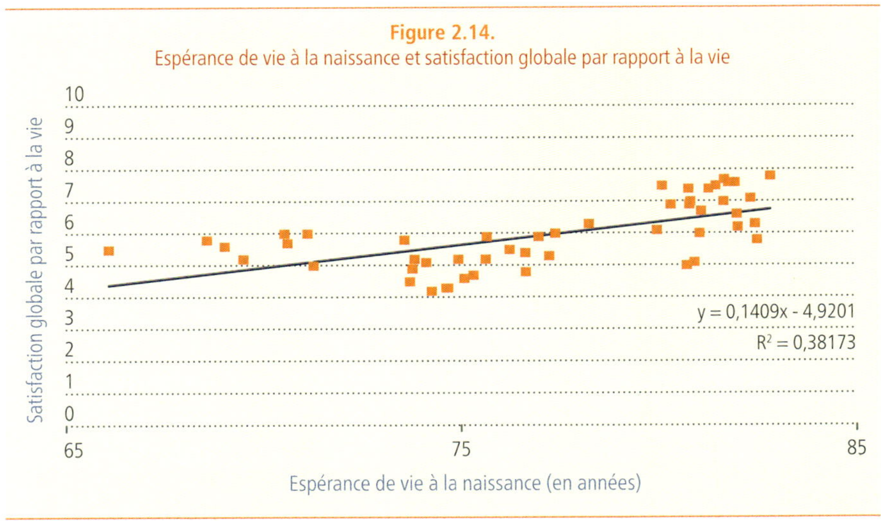

Notes : chaque point représente un pays de la Région européenne. Le sondage Gallup World Poll pose la question de l'échelle de Cantril de la manière suivante (65). « Imaginez une échelle, avec des barreaux numérotés de 0 (en bas) à 10 (en haut). Supposons que le haut de l'échelle représente la meilleure vie possible et que le bas de l'échelle représente la pire vie que vous puissiez imaginer. Sur quel barreau de l'échelle avez-vous le sentiment de vous tenir en ce moment (en supposant que plus le barreau est haut, plus vous êtes satisfait de votre vie, et plus le barreau est bas, moins vous êtes satisfait de votre vie) ? Quel barreau correspond le mieux à ce que vous ressentez ? » Un modèle de régression linéaire simple a été appliqué aux données : l'équation du graphique décrit la droite de régression obtenue. Plus le modèle de régression linéaire est adapté, plus R^2 est proche de 1. Les données concernant la satisfaction par rapport à la vie correspondent à la dernière année disponible, entre 2007 et 2012 ; les données concernant l'espérance de vie correspondent à la dernière année disponible, entre 2004 et 2012 (à l'exception de 1998).

Sources : satisfaction par rapport à la vie : Gallup World Poll (par l'intermédiaire du Programme des Nations Unies pour le développement (PNUD)) (65, 66) ; espérance de vie : base de données européenne de la Santé pour tous (11).

les perspectives offertes et les pièges à éviter sont abordés en détail au chapitre 3. La relation entre la satisfaction par rapport à la vie et les indicateurs sanitaires tels que la mortalité et l'espérance de vie a cependant été décrite à maintes reprises *(63, 64)* (figure 2.14).

Les données relatives à la satisfaction par rapport à la vie qui figurent dans le présent rapport ont été recueillies par Gallup World Poll et publiées par le PNUD dans le cadre de son *Rapport sur le développement humain 2014 (65, 66)*. Elles ne sont pas standardisées sur l'âge, ce qui en limite la comparabilité en raison de disparités dans la structure des âges des populations des différents pays.

Le taux le plus élevé de personnes âgées bénéficiant d'un soutien social est plus de deux fois supérieur au taux le plus bas

La proportion de personnes âgées de plus de 50 ans dans les pays de la Région européenne qui déclarent pouvoir compter sur leur famille ou sur des amis en cas de problème s'échelonne entre 43 % et 95 %. Elle est supérieure ou égale à 80 % dans 68 % des pays, et inférieure à 70 % dans 14 % d'entre eux (figure 2.15).

Les liens sociaux sont une mesure du bien-être objectif. Leur importance pour la santé et le bien-être est reconnue : on retrouve par conséquent cet élément dans différents cadres existants relatifs au bien-être *(62)*. Des travaux de l'Organisation de coopération et de développement économiques (OCDE) montrent l'influence de l'éducation et du statut économique sur le soutien du réseau social : les personnes ayant un niveau d'études secondaires ou tertiaires peuvent plus fréquemment compter sur une assistance en cas d'urgence que celles qui n'ont reçu qu'un enseignement primaire. On observe des différences similaires entre les quintiles de revenus supérieur et inférieur *(68)*. Les données sur les liens sociaux qui figurent dans le présent rapport ont été recueillies par Gallup World Poll et publiées par HelpAge International dans le cadre de son Global AgeWatch Index 2014 *(65, 67)*.

Dans les zones rurales, de nombreux foyers n'ont toujours pas accès à l'eau courante et à des installations d'assainissement améliorées

On observe d'importantes disparités entre les zones rurales et urbaines de la Région européenne concernant l'accès à l'eau courante

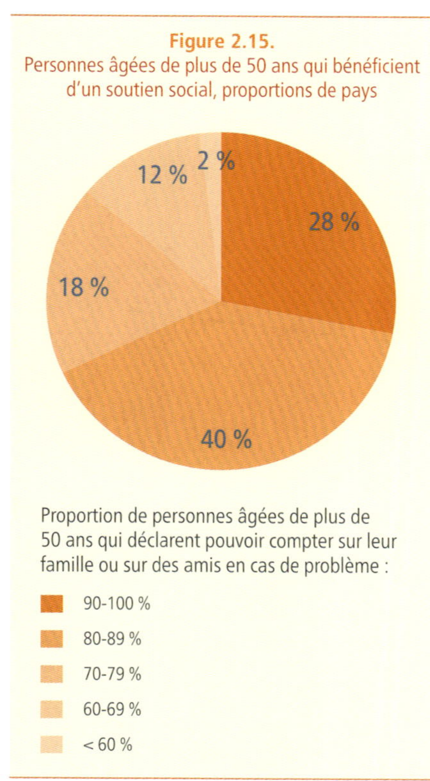

Figure 2.15.
Personnes âgées de plus de 50 ans qui bénéficient d'un soutien social, proportions de pays

Proportion de personnes âgées de plus de 50 ans qui déclarent pouvoir compter sur leur famille ou sur des amis en cas de problème :

- 90-100 %
- 80-89 %
- 70-79 %
- 60-69 %
- < 60 %

Note : données de 2013 ou dernière année pour laquelle des données sont disponibles.

Source : Gallup World Poll (par l'intermédiaire de HelpAge International) *(65, 67)*.

à domicile et les installations d'assainissement améliorées. En 2012, la proportion de la population des zones rurales ayant accès à l'eau courante à domicile était inférieure à 75 % dans 14 pays et à 50 % dans neuf autres. Dans les zones urbaines, cette proportion était inférieure à 90 % dans sept pays et à 80 % dans deux autres (figures 2.16 et 2.17). La proportion régionale totale de population disposant d'eau courante à domicile est restée pratiquement stable depuis 2010, année de référence de Santé 2020. Dans les zones rurales, ce chiffre était de 71 % en 2010, 2011 et 2012 ; dans les zones urbaines, il était de 96 % en 2010 et 97 % en 2011 et 2012 *(69)*.

En 2012, la proportion de la population rurale ayant accès à des installations d'assainissement améliorées (toilettes avec chasse

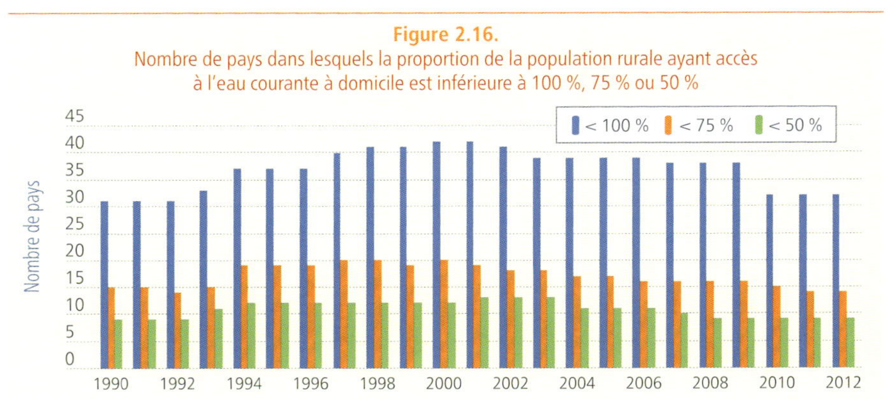

Figure 2.16.
Nombre de pays dans lesquels la proportion de la population rurale ayant accès à l'eau courante à domicile est inférieure à 100 %, 75 % ou 50 %

Note : le nombre total de pays pour lesquels il existe des données peut varier d'une année sur l'autre.
Source : Programme commun OMS/UNICEF de surveillance de l'eau et de l'assainissement *(69)*.

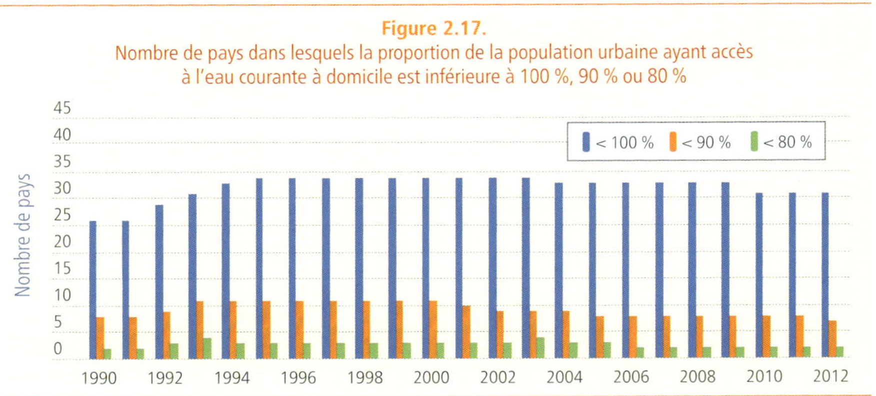

Figure 2.17.
Nombre de pays dans lesquels la proportion de la population urbaine ayant accès à l'eau courante à domicile est inférieure à 100 %, 90 % ou 80 %

Note : le nombre total de pays pour lesquels il existe des données peut varier d'une année sur l'autre.
Source : Programme commun OMS/UNICEF de surveillance de l'eau et de l'assainissement *(69)*.

mécanique ou manuelle reliées à un système d'égout avec canalisation, fosses septiques ou latrines à fosse, latrines à fosse ventilée, latrines à fosse avec dalle et toilettes à compost) était inférieure à 85 % dans six pays et à 70 % dans un autre. Dans les zones urbaines, ce pourcentage était inférieur à 90 % dans trois pays et à 80 % dans un autre (figures 2.18 et 2.19). Comme dans le cas de l'eau courante, la proportion totale de population régionale ayant accès à des installations d'assainissement améliorées n'a pratiquement pas évolué depuis 2010, année de référence. Dans les zones urbaines, ce chiffre était de 94 % en 2010, 2011 et 2012 ; dans les zones rurales, il était de 88 % en 2010 et 89 % en 2011 et 2012 (69).

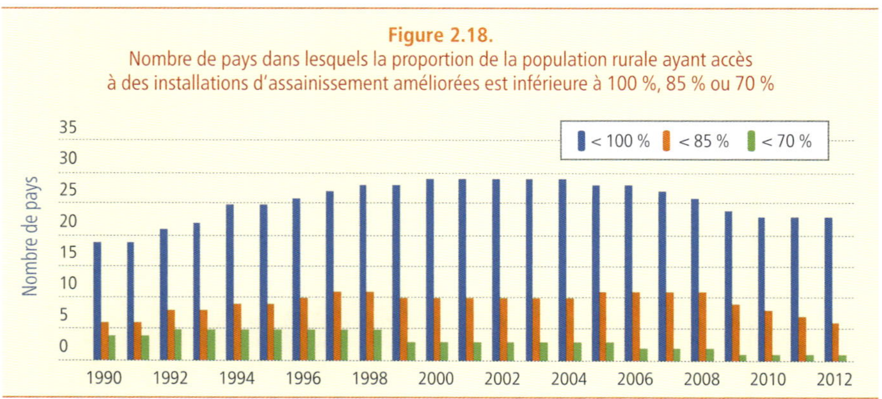

Figure 2.18.
Nombre de pays dans lesquels la proportion de la population rurale ayant accès à des installations d'assainissement améliorées est inférieure à 100 %, 85 % ou 70 %

Note : le nombre total de pays pour lesquels il existe des données peut varier d'une année sur l'autre.
Source : Programme commun OMS/UNICEF de surveillance de l'eau et de l'assainissement *(69).*

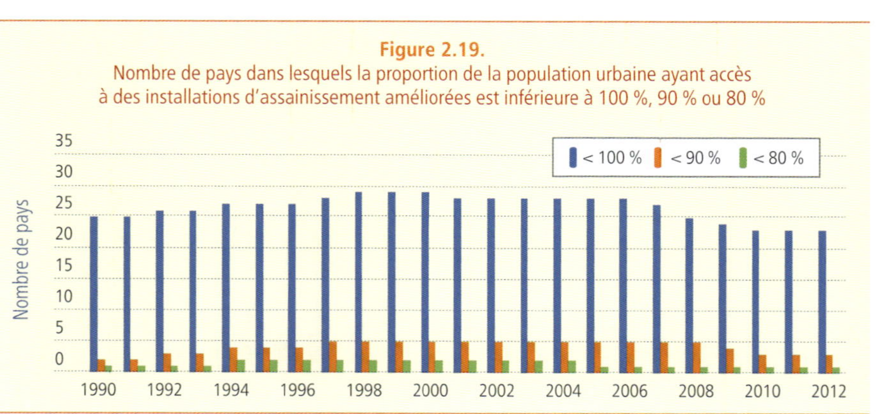

Figure 2.19.
Nombre de pays dans lesquels la proportion de la population urbaine ayant accès à des installations d'assainissement améliorées est inférieure à 100 %, 90 % ou 80 %

Note : le nombre total de pays pour lesquels il existe des données peut varier d'une année sur l'autre.
Source : Programme commun OMS/UNICEF de surveillance de l'eau et de l'assainissement *(69).*

Globalement, plus de 90 % de la population de la Région européenne avait accès à des sources d'eau potable et à des installations d'assainissement améliorées, telles qu'elles sont définies par le Programme commun OMS/UNICEF de surveillance de l'eau et de l'assainissement. Cependant, 67 millions de personnes ne disposent pas d'installations d'assainissement de base sous la forme de toilettes en bon état de marche et de moyens sûrs d'éliminer les matières fécales d'origine humaine. De plus, environ 100 millions de personnes n'ont pas accès à un réseau de distribution d'eau potable à domicile, et plus de 6 millions doivent encore utiliser l'eau de surface comme principale source d'approvisionnement en eau, ce qui implique de graves risques sanitaires. Comme l'illustrent les figures 2.16 à 2.19, les habitants des zones rurales sont les plus défavorisés à cet égard. Il en va de même pour les personnes les plus pauvres. Les données montrent que les progrès stagnent ; de fait, dans certains pays, la proportion de la population ayant accès à l'eau courante à domicile a diminué, et la Région n'est pas en bonne voie pour réaliser l'objectif du Millénaire pour le développement n° 7c relatif à l'assainissement *(34)*.

Les maladies liées à des conditions inadéquates en matière d'approvisionnement en eau, d'assainissement et d'hygiène constituent un fardeau important pour la santé, principalement en raison de la diarrhée. Dans les pays à revenus faible et intermédiaire de la Région, ces conditions sont à l'origine de 10 décès par diarrhée chaque jour. Les enfants de moins de 5 ans sont particulièrement exposés au risque de diarrhée, qui représente une cause importante de malnutrition et de décès. Une eau non salubre, un assainissement insuffisant et une mauvaise hygiène provoquent également d'autres maladies, comme la légionellose et les infestations intestinales par des helminthes. Qui plus est, la présence de substances chimiques dans l'eau potable – comme l'arsenic, le fluorure, le plomb et les nitrates – peut entraîner des maladies non transmissibles *(34)*. Un approvisionnement en eau et des moyens d'assainissement sûrs et durables sont indispensables à une bonne santé, tandis qu'un environnement propre et sûr est important pour le bien-être. Manifestement, des mesures doivent encore être prises pour assurer ces services de base dans la Région, afin de garantir un environnement sain pour tous.

Autres indicateurs de base associés à cette cible

Les indicateurs de base relatifs au coefficient de Gini (répartition des revenus), au taux de chômage et à la proportion d'enfants officiellement en âge de fréquenter l'école primaire mais non scolarisés sont également liés à cette cible. Le coefficient de Gini n'est pas décrit dans ce rapport faute de données suffisantes (voir l'annexe 1 pour plus d'informations). Les deux autres indicateurs sont présentés à la section consacrée à la cible n° 3.

Expérience d'un pays en matière de suivi du bien-être

L'Islande est un pays qui possède une grande expérience en matière de mesure du bien-être. Un module consacré au bien-être et incluant l'Indice (en cinq points) de bien-être de l'OMS et l'Échelle de satisfaction de vie *(70, 71)* y a par exemple été élaboré et intégré à l'enquête par entretien sur la santé que réalise régulièrement ce pays (encadré 2.7).

Encadré 2.7.
Articulation des mesures de la santé et du bien-être et des résultats des politiques publiques en Islande

Contexte

L'Islande a fait partie des pays de l'OCDE qui sont entrés en récession à la suite de l'effondrement du système bancaire en 2008, avec une croissance négative de son produit intérieur brut (PIB). En 2007-2009, les taux de chômage sont passés de 2 % à 7 % (11), l'indice de PIB a connu une baisse considérable et la devise nationale a perdu plus de la moitié de sa valeur. Cet effondrement a conduit le pays à réexaminer ses valeurs nationales et à accorder un intérêt accru à l'adoption d'indicateurs non seulement économiques mais aussi sociaux et de bien-être pour ses politiques publiques.

Mesures prises

Une série de mesures a été prise en vue de limiter les conséquences négatives de la crise économique sur la santé et le bien-être. En 2009, une politique volontariste, appelée « Islande 2020 », a été créée en vue d'améliorer le bien-être à l'horizon 2020. Une autre initiative – le « Welfare Watch », ou observatoire de la protection sociale – assure un suivi systématique des conséquences sociales et économiques de la crise pour les familles et les individus du pays et propose des solutions. Des indicateurs sociaux ont été élaborés, au nombre desquels des facteurs de santé et de bien-être. En 2014, un nouveau comité ministériel de santé publique, présidé par le Premier Ministre, a été instauré ; y participent les ministres de la Santé, de l'Éducation et de la Culture, et des Affaires sociales et du Logement. D'autres ministres interviennent également en fonction des besoins.

Résultats

Avec l'élaboration de la politique et du plan d'action en santé publique, une large place est faite à l'intégration de la santé et du bien-être dans toutes les politiques et à la création d'une évaluation de leur impact sur la santé et le bien-être. L'une de principales activités consiste à apporter un soutien aux pouvoirs publics locaux, dans l'ensemble du pays, afin de les aider à promouvoir la santé au sein de leurs populations, en les encourageant à surveiller régulièrement la santé et le bien-être et à faire le lien entre ces mesures et leurs politiques. Des évaluations des conséquences de la crise économique réalisées récemment ont montré que les mesures du bien-être chez les adultes indiquaient de nouveau une hausse, après la légère baisse qui avait suivi de près l'effondrement. Chez les adolescents, on avait observé une augmentation du bien-être entre 2000 et 2010, car ces derniers passaient davantage de temps avec leurs parents, auprès de qui ils estimaient plus facile de trouver un soutien émotionnel après la crise *(72-75)*.

Cible n° 5 : couverture sanitaire universelle et droit à la santé

Synthèse des progrès accomplis

La quantification de cette cible de Santé 2020 concerne les progrès accomplis sur la voie de la couverture sanitaire universelle[2]. Les indicateurs de base sont les suivants :

- dépenses totales de santé en pourcentage du PIB,
- part des dépenses totales de santé à la charge des ménages,
- pourcentage d'enfants vaccinés contre la rougeole, la poliomyélite et la rubéole (présenté à la section consacrée à la cible n° 1).

Si les dépenses totales moyennes de santé exprimées en pourcentage du PIB au niveau régional sont demeurées stables, à 8,3 % environ, depuis 2010, année de référence de Santé 2020, les dépenses publiques ont diminué dans de nombreux pays. Les niveaux de financement public des systèmes de santé doivent être suffisants pour favoriser la protection financière et la stabilité des revenus en vue de préserver la qualité et l'accessibilité des services.

Avec un taux de 24 % environ, la part moyenne des dépenses totales de santé à la charge des ménages au niveau régional n'a pas non plus évolué depuis 2010. En 2012, son niveau n'était inférieur au seuil de 15 %, déterminant pour prévenir des niveaux catastrophiques de dépenses de santé, que dans 12 des 53 pays de la Région.

La mise en œuvre progressive d'une couverture sanitaire universelle exige encore de nombreux efforts

Les dépenses de santé totales exprimées en proportion du PIB – l'un des indicateurs de base de Santé 2020 adoptés par les États membres – varient considérablement d'un pays à l'autre de la Région européenne, puisqu'elles s'échelonnaient entre 2,0 % et 12,4 % en 2012. La moyenne régionale est cependant demeurée peu ou prou stable, à 8,3 % environ, depuis l'année de référence 2010 (figure 2.20).

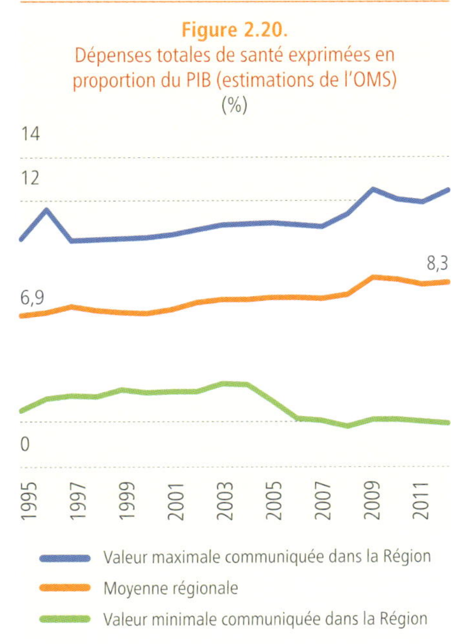

Figure 2.20.
Dépenses totales de santé exprimées en proportion du PIB (estimations de l'OMS) (%)

Source : base de données européenne de la Santé pour tous *(11)*.

---

[2] L'OMS définit la couverture universelle *(76)* comme l'accès équitable à des services nécessaires et efficaces, sans que cela représente une charge financière.

Lorsque l'on évalue les progrès accomplis sur la voie de la réalisation de la couverture sanitaire universelle, il est important d'examiner les dépenses publiques en matière de santé : les niveaux de financement public des systèmes de santé doivent être suffisants pour favoriser la protection financière et la stabilité des revenus en vue de préserver la qualité et l'accessibilité des services. Dans les années qui ont suivi la crise économique et financière, la plupart des pays ont enregistré une certaine fluctuation des dépenses publiques, en particulier en 2009, 2010 et 2012. Les dépenses publiques de santé ont diminué entre 2010 et 2013 dans de nombreux pays, à la fois en part du PIB et par personne ; pour certains d'entre eux, il s'agissait là de la poursuite d'une tendance entamée depuis longtemps. Dans l'ensemble, la plupart des réductions ont été faibles, mais quelques pays ont connu des baisses importantes ou prolongées, de sorte que leurs niveaux de dépenses publiques de santé par personne étaient inférieurs en 2012 et 2013 à ceux de 2007 *(77)*.

Un niveau adéquat de financement public du système de santé – par les recettes fiscales générales et/ou des taxes affectées à la santé – est indispensable pour progresser sur la voie de la couverture sanitaire universelle. De nombreux pays de la Région qui, de tout temps, ont largement eu recours aux prélèvements assis sur les salaires pour financer les soins de santé comprennent désormais que la diversification de la base des recettes publiques est plus apte à assurer des niveaux de couverture élevés sans peser outre mesure sur le marché du travail *(77, 78)*.

De faibles niveaux de dépenses publiques en santé se traduisent généralement par des niveaux élevés de paiements à la charge des ménages. La proportion de ces paiements dans les dépenses totales de santé constitue donc un important indicateur indirect de la protection financière. Une analyse internationale indique que, lorsque cette proportion passe au-dessous de 15 % des dépenses totales de santé, très peu de ménages connaissent des niveaux catastrophiques ou appauvrissants de dépenses de santé *(79)*. En 2010 et 2011, seuls 13 des 53 pays de la Région enregistraient une part de paiements à la charge des ménages inférieure à 15 % ; en 2012, seuls 12 pays se trouvaient en deçà de ce seuil (carte 2.3) et un pays affichait une valeur légèrement supérieure à ce pourcentage. Entre 2010 et 2012, cette part a augmenté dans 22 pays, bien que dans une proportion généralement faible *(11)*. En moyenne, la part des dépenses totales de santé à la charge des ménages dans la Région est restée stable depuis 2010, à 24 % environ (figure 2.21).

Ces chiffres attestent de la nécessité de prendre des mesures en vue de réduire les paiements à la charge des ménages dans la plupart des pays. Une telle diminution exige une approche globale, qui veille à la cohérence de l'ensemble des volets de la politique de financement de la santé – collecte des recettes, mise en commun des fonds, achats et décisions concernant la couverture –, afin de renforcer la protection financière, l'équité et l'efficacité (l'encadré 2.8 présente un exemple d'initiative mise en place en Géorgie). Généralement, les paiements à la charge des ménages concernent avant tout les médicaments, qui sont une source de dépenses de santé catastrophiques et appauvrissantes. La faiblesse des politiques pharmaceutiques et l'utilisation inappropriée des médicaments sont également des causes importantes d'inefficacité dans de nombreux systèmes de santé. Des politiques pharmaceutiques plus énergiques peuvent par conséquent garantir un accès rapide et équitable aux médicaments et améliorer la protection financière, tout en favorisant une utilisation plus efficace des ressources *(79)*.

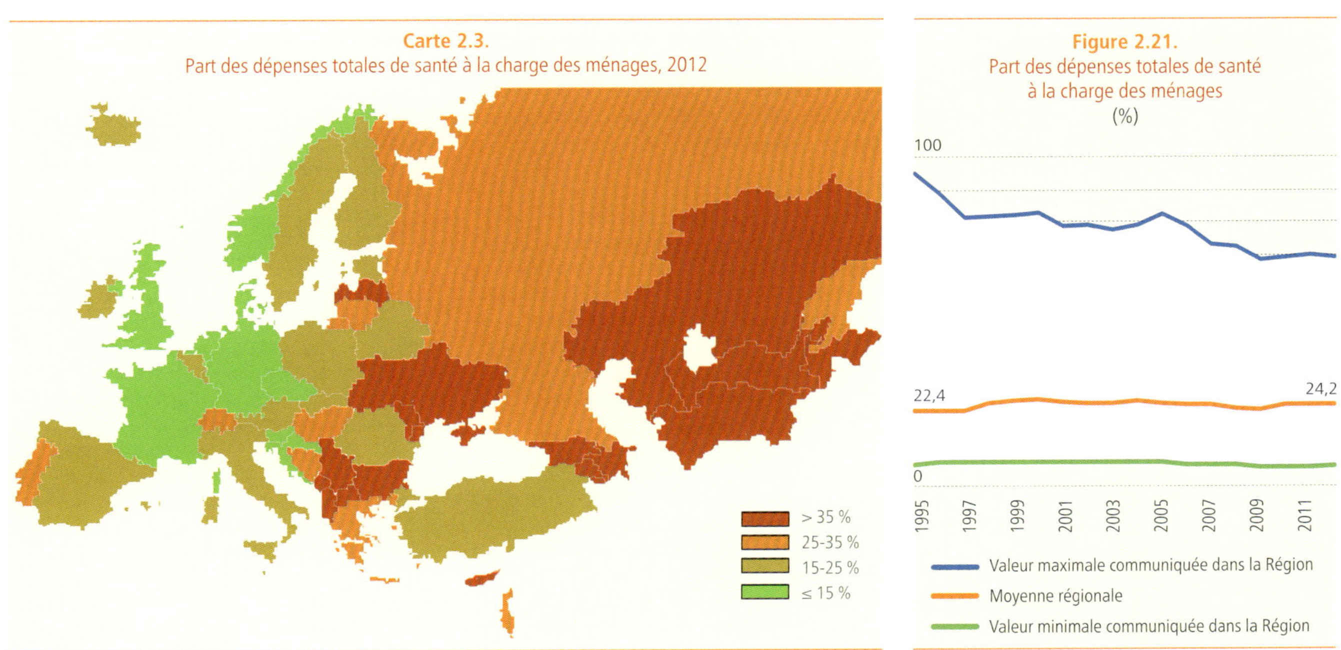

Source : base de données européenne de la Santé pour tous *(11)*.

Source : base de données européenne de la Santé pour tous *(11)*.

Autres indicateurs de base associés à cette cible

L'indicateur de base relatif au pourcentage d'enfants vaccinés contre la rougeole, la poliomyélite et la rubéole est également lié à cette cible ; il est présenté à la section consacrée à la deuxième quantification pour la cible n° 1.

La mortalité maternelle présente toujours d'importantes disparités, en dépit d'un recul général

Les décès maternels pour 100 000 naissances vivantes sont un indicateur supplémentaire pour la quantification de cette cible de Santé 2020. Le recul constant de la mortalité maternelle dans la Région est impressionnant : les décès maternels pour 100 000 naissances vivantes ont diminué de 59 % entre 1990 et 2013. Plusieurs pays de la Région ont accompli des progrès remarquables en vue de réaliser l'objectif du Millénaire pour le développement

---

Encadré 2.8.
De grands progrès sur la voie de la couverture sanitaire universelle en Géorgie

Mesures prises et progrès réalisés jusqu'à présent

En 2013, en Géorgie, la couverture – financée par les pouvoirs publics – des soins primaires, des soins d'urgence et de certains services non urgents aux malades hospitalisés a été étendue aux personnes qui n'étaient pas assurées jusque-là. Avant cette réforme, seule la moitié de la population avait accès à des prestations faisant l'objet d'un financement public. Pour financer cet élargissement significatif, le gouvernement a multiplié par deux les dépenses publiques de santé en termes absolus entre 2012 et 2013, portant la part de la santé dans son budget de 5,2 % en 2012 à 6,7 % en 2013 (80). Il a également repris la fonction d'achat, qui était assurée par des compagnies d'assurance privées : son programme de couverture sanitaire universelle est actuellement géré par l'agence des Services sociaux du ministère du Travail, de la Santé et des Affaires sociales. Ce programme concerne 89 % de la population ; les 11 % restants sont couverts par une assurance de santé privée et volontaire. Une enquête récente a mis en évidence de hauts niveaux de satisfaction chez les bénéficiaires du programme et les prestataires de soins de santé. Une analyse préliminaire semble également indiquer une augmentation encourageante de l'utilisation des services de santé et une réduction des paiements à la charge des ménages.

Défis pour l'avenir

Le gouvernement doit à présent faire face à la difficulté de maintenir ce niveau accru de dépenses publiques de santé et de veiller à ce que les ressources publiques soient utilisées avec la plus grande efficacité possible, afin de répondre aux besoins non encore satisfaits et de renforcer la protection financière. Il lui faudra probablement agir à plusieurs niveaux, au travers notamment :

- de méthodes plus efficaces de paiement des prestataires et d'un meilleur suivi de leurs performances afin d'améliorer le contenu et la qualité des soins primaires et d'éviter les hospitalisations,
- de mesures destinées à améliorer l'accès équitable à des médicaments efficaces pour un coût moindre – en particulier les médicaments indispensables à des maladies chroniques qui ne sont pas encore inclus dans le programme de prestations lié à la couverture sanitaire universelle,
- d'une stratégie visant à garantir que les frais à la charge de l'usager n'empêchent pas les gens de bénéficier des prestations du programme et à harmoniser les droits au sein de la population.

Le rôle important de l'information en santé

Au cours de ces cinq dernières années, la Géorgie a investi afin de développer l'information en santé par le biais de comptes nationaux de la santé, d'un suivi de la protection financière, de deux enquêtes sur les dépenses de santé et l'utilisation des services de santé et d'une évaluation des performances du système de santé. La poursuite de la production de données et l'amélioration des systèmes habituels d'information sanitaire joueront un rôle important s'agissant d'élaborer des politiques efficaces en vue d'inscrire dans la durée les résultats remarquables obtenus récemment par la Géorgie.

correspondant : durant cette même période, le Bélarus est parvenu à réduire son taux de mortalité maternelle de 96 %, Israël de 84 %, la Pologne de 81 %, la Roumanie de 80 %, la Bulgarie de 78 %, l'Estonie de 78 % et la Lettonie de 77 % *(81)*. Cependant, les écarts entre les pays de la Région demeurent importants (carte 2.4). Cela sous-entend qu'il reste nécessaire d'agir pour améliorer les performances des systèmes de santé dans le domaine de la santé maternelle – particulièrement afin de réduire les inégalités existantes.

Cible n° 6 : les États membres fixent des cibles ou des buts nationaux

Synthèse des progrès accomplis

La quantification de cette cible de Santé 2020 concerne la mise en place de processus visant à définir des buts nationaux (s'il n'en existe

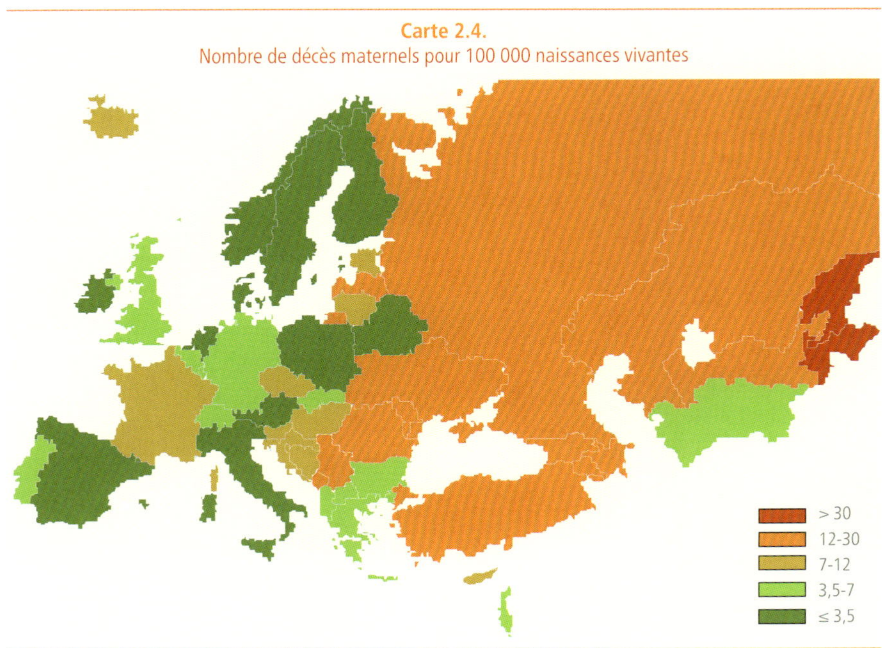

Carte 2.4.
Nombre de décès maternels pour 100 000 naissances vivantes

Note : cette carte représente la valeur moyenne par pays calculée à partir des trois années les plus récentes pour lesquelles il existe des données. Pour plus de précisions sur les données employées pour établir cette carte, voir le tableau A.4 à l'annexe 1.

Source : base de données européenne de la Santé pour tous *(11)*.

pas déjà). Les indicateurs de base liés à cette quantification sont les suivants :

- mise en place d'un processus attesté de définition de cibles,
- bases factuelles attestant : a) de l'adoption de politiques nationales alignées sur Santé 2020 ; b) d'un plan de mise en œuvre ; c) d'un mécanisme de responsabilisation.

En 2010, près de 40 % des pays de la Région avaient défini des cibles visant à suivre les progrès réalisés en matière de santé et de bien-être ; en 2013, ce taux était passé à 56 %.

La proportion de pays ayant adopté des politiques alignées sur Santé 2020 est passée de 58 % en 2010 à 75 % en 2013. En 2010, 26 % des pays avaient adopté un plan de mise en œuvre des politiques ; en 2013, ce chiffre était de 50 %. Enfin, 45 % des pays ont fait état d'un mécanisme de responsabilisation en 2010, une proportion passée à 72 % en 2013. Ces résultats montrent que la mise en œuvre de Santé 2020 s'est rapidement accélérée dans la Région européenne.

Définition de buts et de cibles en matière de santé et de bien-être dans plus de 50 % des pays

Les pays sont de plus en plus nombreux à définir des buts, cibles et indicateurs spécifiques nationaux afin de suivre les progrès accomplis en matière de santé et de bien-être. En 2010, près de 40 % d'entre eux avaient défini des cibles et 35 % des indicateurs sans cibles spécifiques ; en 2013, la proportion de pays disposant de cibles était passée à 56 %. Le nombre de pays envisageant de définir des cibles et des indicateurs a également augmenté entre 2010 et 2013 (figure 2.22) *(61)*. Cette tendance croissante confirme que la Région progresse sur la voie de la mise en œuvre de la vision de Santé 2020 (l'encadré 2.9 contient un excellent exemple de définition de cibles nationales en Autriche).

De plus en plus de politiques de santé alignées sur Santé 2020 sont mises en œuvre

Les pays sont de plus en plus nombreux à réaliser les trois étapes fondamentales du processus de création de politiques nationales alignées sur la vision de Santé 2020 : l'élaboration de politiques, leur mise en œuvre et l'adoption de mécanismes de responsabilisation. L'élaboration de politiques s'accélère dans la Région : en 2010, 58 % des pays déclaraient disposer de politiques alignées sur Santé 2020, parmi lesquelles 67 % étaient des politiques globales portant sur la santé. En 2013, un an après l'adoption de Santé 2020, la proportion de pays dotés de politiques alignées atteignait 75 %, dont 85 % de politiques globales et portant sur la santé (figure 2.23). On considère qu'une politique est alignée sur Santé 2020 si elle inclut une politique de santé ou autre stratégie nationale globale visant à améliorer la couverture sanitaire universelle, à réduire les principales causes de la charge de morbidité, à agir sur les grands déterminants de la santé et du bien-être et à renforcer les systèmes de santé.

L'élaboration croissante de politiques nationales en matière de santé et de bien-être s'accompagne de la définition de plans de mise en œuvre de ces politiques dans l'ensemble de la Région. En 2010, 45 % des pays de la Région disposaient d'un plan de mise en œuvre ou avaient entrepris d'en élaborer un, et un peu plus de la moitié d'entre eux avaient été adoptés. En 2013, 50 % des pays avaient adopté un plan de mise en œuvre et 22 % s'y préparaient (figure 2.24).

En 2010, 45 % des pays faisaient état d'un mécanisme de responsabilisation relatif aux politiques ; ce mécanisme avait

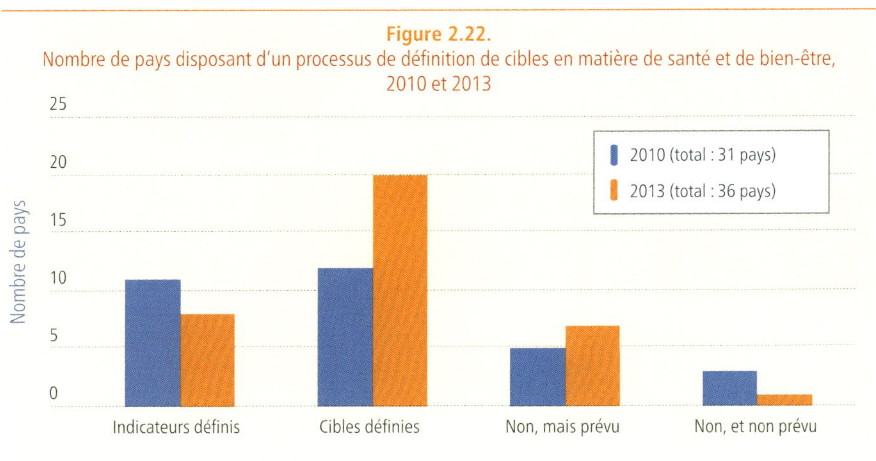

Figure 2.22.
Nombre de pays disposant d'un processus de définition de cibles en matière de santé et de bien-être, 2010 et 2013

Source : Qualitative indicators for monitoring Health 2020 policy targets *(61).*

été adopté dans 19 % des pays ayant communiqué des données, tandis que ce processus était en cours dans 26 % d'entre eux. En 2013, la proportion de pays disposant d'un mécanisme était passée à 72 % (figure 2.25). Les mécanismes de responsabilisation incluent la définition de cibles, la présentation de rapports d'avancement au parlement ou la réalisation d'une évaluation indépendante de la mise en œuvre des politiques (61). Ces étapes de l'élaboration des politiques constituent une avancée encourageante sur la voie de la réalisation de la vision de Santé 2020, qui entend améliorer la santé et le bien-être dans la Région. Les données utilisées pour ces indicateurs relatifs aux politiques nationales ont été recueillies dans le cadre d'une enquête menée auprès des pays (encadré 2.6).

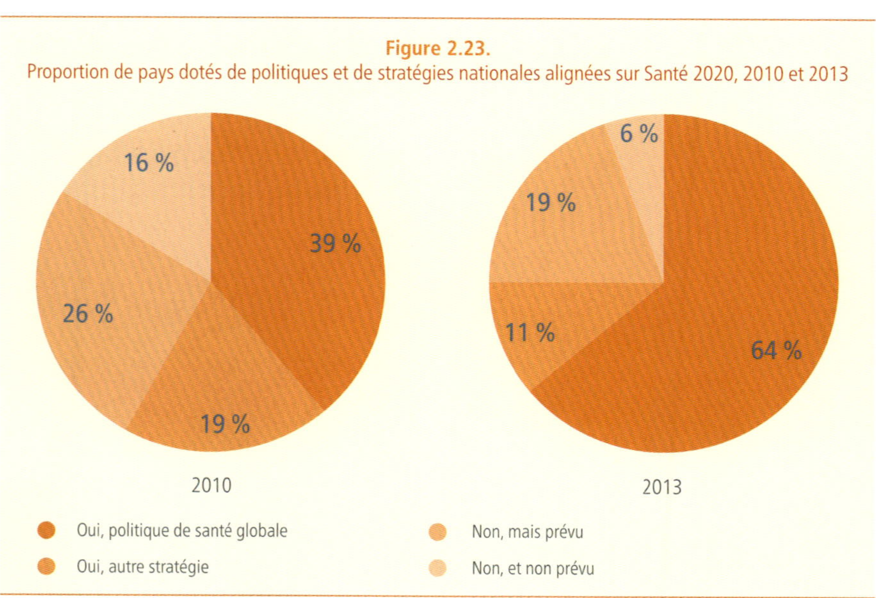

Figure 2.23.
Proportion de pays dotés de politiques et de stratégies nationales alignées sur Santé 2020, 2010 et 2013

Note : 31 pays ont répondu en 2010 et 36 en 2013.

Source : Qualitative indicators for monitoring Health 2020 policy targets *(61).*

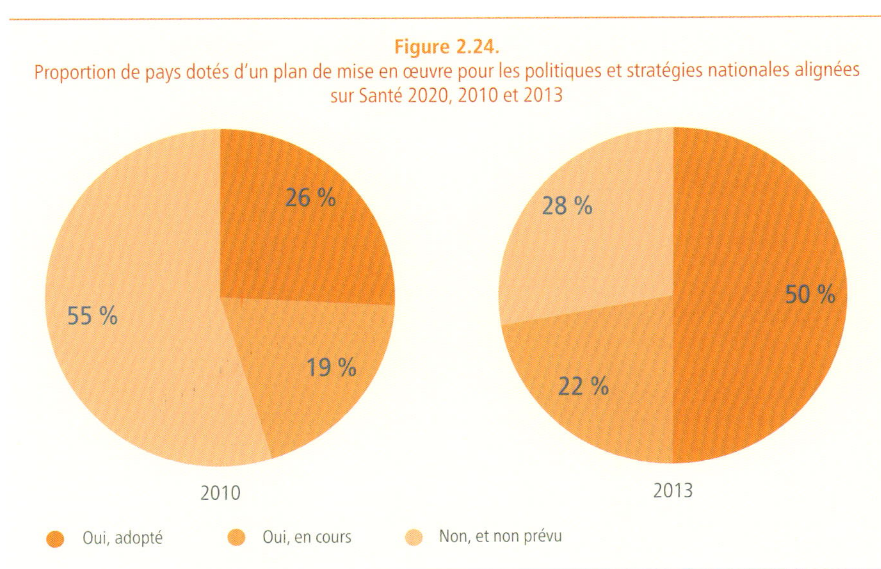

Figure 2.24.
Proportion de pays dotés d'un plan de mise en œuvre pour les politiques et stratégies nationales alignées sur Santé 2020, 2010 et 2013

Note : 31 pays ont répondu en 2010 et 36 en 2013.

Source : Qualitative indicators for monitoring Health 2020 policy targets *(61)*.

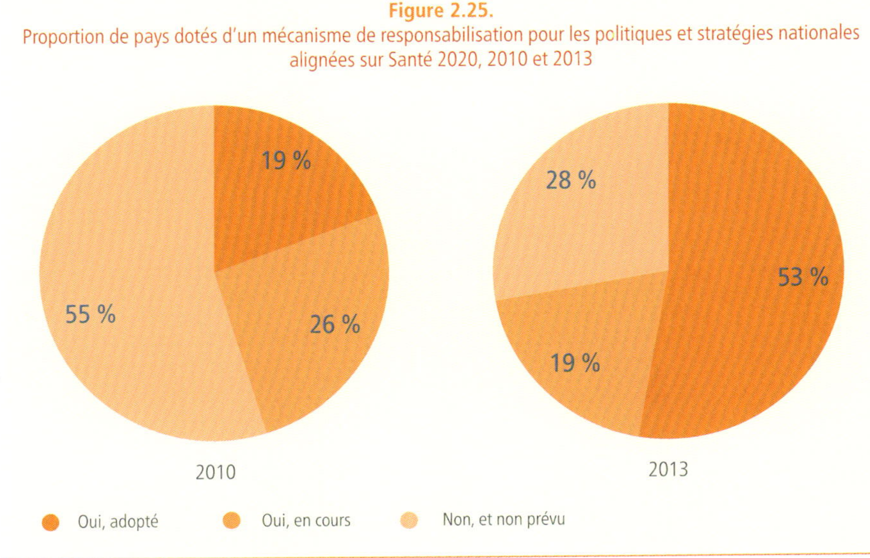

Figure 2.25.
Proportion de pays dotés d'un mécanisme de responsabilisation pour les politiques et stratégies nationales alignées sur Santé 2020, 2010 et 2013

Note : 31 pays ont répondu en 2010 et 36 en 2013.

Source : Qualitative indicators for monitoring Health 2020 policy targets *(61)*.

Encadré 2.9.
Mise en œuvre de cibles de santé nationales en Autriche

Contexte

Le ministère fédéral de la Santé a mené un vaste processus visant à élaborer 10 cibles de santé pour l'Autriche. Une commission comprenant des représentants de près de quarante administrations publiques aux niveaux fédéral, régional et local, des partenaires sociaux et des représentants du système de protection sociale, des représentants de patients, d'enfants et d'adolescents, de personnes âgées et de personnes socioéconomiquement défavorisées a été mise sur pied et chargée de les définir. Ces 10 cibles, qui couvrent des domaines très diversifiés (conditions de vie et de travail favorables à la santé, équité en santé, connaissances en matière de santé, santé de l'enfant, activité physique, nutrition, santé psychosociale, environnement sain et soins de santé), ont été officiellement approuvées par la Commission fédérale de la Santé et le Conseil des ministres autrichien à l'été 2012. La seconde phase du processus a alors été lancée ; elle a pour objet de définir des cibles plus spécifiques ainsi que des mesures pour leur mise en œuvre.

Progrès accomplis et perspectives

Un groupe de travail intersectoriel sera créé pour chacune des cibles de santé. Cinq groupes de travail sont en place ; quatre ont déjà présenté un projet de rapport final assorti de cibles spécifiques et de plans de mise en œuvre contraignants et visant notamment à :

- garantir des conditions de vie et de travail favorables à la santé pour tous les groupes de la population grâce à la coopération entre tous les domaines sociétaux et politiques ;
- promouvoir l'égalité des chances en santé, quels que soient le sexe, le groupe socioéconomique, l'origine ethnique et l'âge ;
- améliorer les connaissances en matière de santé de la population ;
- garantir des conditions dans lesquelles les enfants et les jeunes puissent grandir en connaissant le meilleur état de santé possible.

Le groupe de travail sur la cible relative à la promotion d'une activité physique et d'exercices sains et sûrs au quotidien grâce à l'instauration d'environnements appropriés poursuit sa tâche. La commission de développement se réunit régulièrement afin d'examiner les principales avancées, les étapes importantes et les résultats.

La mise en œuvre des cibles de santé sera surveillée à différents niveaux. Dans la mesure où elles englobent un grand nombre de déterminants de la santé, le concept retenu pour le suivi a été élaboré en conséquence et comprend des indicateurs d'avancement et de résultats. Les progrès accomplis dans la mise en œuvre font l'objet d'un suivi en vue d'assurer un haut niveau de transparence, de faciliter la coopération et de permettre les adaptations nécessaires à la poursuite de ce processus.

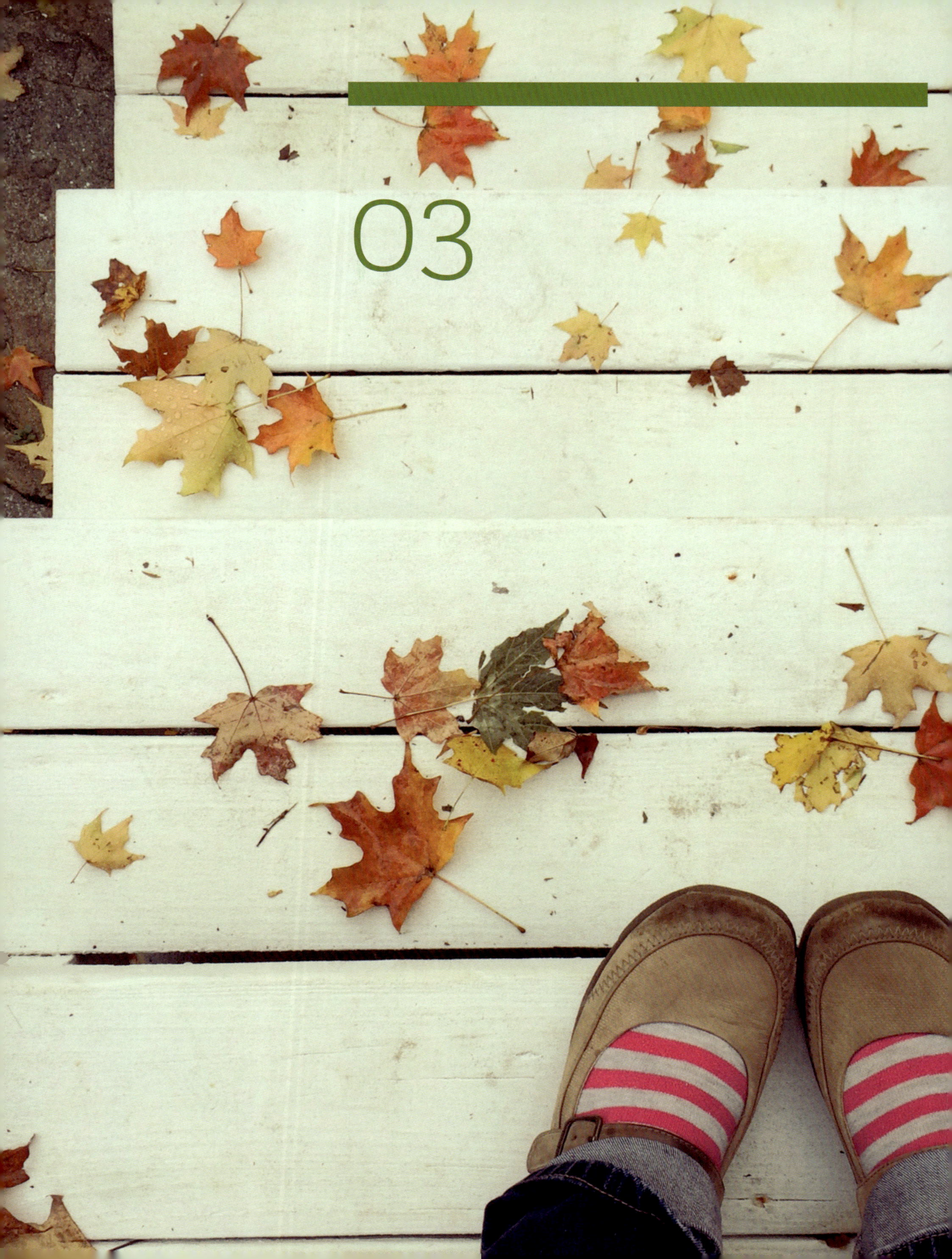
03

Le bien-être et ses contextes culturels

Messages clés

En adoptant Santé 2020, les États membres ont chargé le Bureau régional de l'OMS pour l'Europe de mesurer globalement le bien-être de la population européenne et de rendre compte des résultats obtenus.

Le bien-être est un concept qui intéresse collectivement de nombreux secteurs publics. Sa prise en compte offre d'importantes possibilités en termes d'amélioration de la santé de la population européenne selon une approche pangouvernementale.

Des données de plus en plus nombreuses montrent :

- que le bien-être peut être mesuré de manière fiable aux niveaux local et national ;
- que les informations ainsi obtenues ne peuvent pas être mesurées par d'autres moyens ; et
- qu'en élaborant des politiques qui tiennent compte du bien-être, on peut améliorer la mise en œuvre de programmes, de services et de prestations en matière de santé.

Le bien-être est une réalité subjective et personnelle, mais qui peut également se décrire de manière objective à l'échelle de la population grâce à des indicateurs tels que l'éducation, le revenu et le logement. Si l'on veut essayer d'appréhender le bien-être subjectif dans toute sa complexité, il est nécessaire d'adopter une approche multidisciplinaire et coordonnée de la recherche en santé. Celle-ci impliquera un recours accru à différents types de données qualitatives pour renforcer les données quantitatives provenant des enquêtes sur le bien-être.

La comparaison de données sur le bien-être subjectif entre des groupes évoluant dans des contextes culturels très différents demeure problématique. Dans la mesure où ces contextes influencent fortement le bien-être, leur importance vis-à-vis du bien-être et de la santé en général doit être examinée plus systématiquement.

Une démarche plus participative, intégrant le point de vue des communautés locales, doit être adoptée pour communiquer les informations relatives au bien-être. Des cadres de notification descendants risquent en effet de passer à côté de la richesse et de la diversité des contextes culturels dans lesquels s'inscrivent la santé et le bien-être.

En janvier 2015, l'OMS a entamé un examen des contextes culturels de la santé dans l'optique de faire la synthèse des données disponibles relatives à l'impact de la culture sur le bien-être et, plus généralement, sur la santé. L'un des objectifs à plus long terme de cet examen est de créer un ensemble plus complet d'outils et de méthodes pour mesurer le bien-être et en rendre compte.

Introduction

En Europe et dans le monde entier, les gouvernements sont de plus en plus nombreux à s'intéresser au bien-être de leur population et à vouloir le comprendre, le mesurer et l'améliorer. Fruit de décennies de travaux de recherche sur le bien-être et dans les domaines connexes, un ensemble croissant de bases factuelles tend à indiquer que le bien-être peut être mesuré de façon fiable ; que les informations ainsi obtenues ne peuvent pas être mesurées par d'autres moyens ; et qu'en élaborant des politiques qui tiennent compte du bien-être, on peut améliorer la mise en œuvre de programmes, de services et de prestations dans différents secteurs.

Dans un monde manifestement de plus en plus interconnecté, le bien-être est un concept séduisant car extrêmement fédérateur.

Il fait figure de boussole grâce à laquelle la société peut s'orienter, et il apparaît aussi important, par exemple, pour les secteurs de l'éducation et des finances que pour ceux des arts et de la culture. Ce concept joue un rôle essentiel au regard de la modernisation de la définition de la santé donnée par l'OMS.

Le présent chapitre examine certaines des difficultés qui se posent lorsque l'on tente de quantifier un concept éminemment qualitatif comme celui du bien-être subjectif et propose des solutions pour les surmonter. Parmi ces difficultés, la principale a trait à l'incidence des contextes culturels sur le bien-être (et, plus généralement, sur la santé). En fait, l'importance du rôle de la culture dans la perception de la santé et des soins de santé et dans l'accès à ceux-ci apparaît de plus en plus clairement depuis quelques années.

À la fin de ce chapitre, on verra pourquoi il est important que l'OMS se penche sur les contextes culturels de la santé et sur le bien-être et pourquoi ce travail est essentiel compte tenu des approches pangouvernementales et pansociétales préconisées par Santé 2020. On verra également comment l'adoption d'une méthode plus interdisciplinaire pour mesurer et communiquer les données relatives au bien-être (et à la santé) peut aider les responsables politiques à comprendre les besoins spécifiques des groupes de populations de cultures différentes dans ces domaines.

Bien-être et santé

Il existe un lien réciproque et fondamental entre la santé et le bien-être, et le bien-être des populations a d'importantes incidences sur le secteur de la santé pour plusieurs raisons.

- Le bien-être permet d'envisager la santé comme un tout plus cohérent, qui ne sépare pas le corps de l'esprit.
- Le bien-être est un concept qui a du sens pour le grand public.
- L'amélioration du bien-être est associée à une baisse du risque de maladies et de traumatismes, à une meilleure efficacité de la fonction immunitaire, à une récupération plus rapide et à une longévité accrue *(63, 82, 83)*.
- Le bien-être a une valeur prédictive. Ainsi, les scores de satisfaction par rapport à la vie permettent parfois de prédire des comportements tels que le suicide *(84)*.

En outre, de même que les indicateurs de revenus ne suffisent pas à rendre compte du progrès de la société, les chiffres de la morbidité et de la mortalité ne sauraient donner une vision globale de la santé d'une population. Les données disponibles montrent clairement que l'on peut bien vivre malgré une maladie mentale et, à l'inverse, que l'on peut avoir une qualité de vie médiocre alors même que l'on jouit d'une bonne santé mentale *(85)*.

Le bien-être sous l'angle de Santé 2020

Le bien-être est depuis toujours un élément central de la définition de la santé donnée par l'OMS dans le préambule de la Constitution de l'Organisation, à savoir « un état de complet bien-être physique, mental et social, et [qui] ne consiste pas seulement en une absence de maladie ou d'infirmité » *(86)*. Bien que cette définition n'ait pas été modifiée depuis 1948, elle s'est avérée difficile à traduire dans les faits. Depuis des décennies, l'OMS déploie d'importants efforts pour promouvoir la santé de manière globale, suivant le vœu exprimé dans la définition (en particulier par le biais de la Déclaration d'Alma Ata et du mouvement de la « santé pour tous » qui s'en est ensuivi, ainsi que de la Charte d'Ottawa pour la promotion de la santé *(87, 88)*). Or, on continue à se focaliser sur la baisse de la mortalité, de la morbidité et de l'incapacité plutôt que de s'attacher à mesurer le bien-être physique et mental dans son ensemble.

À son tour, Santé 2020 cherche à corriger ce déséquilibre. L'objectif est de doter la Région européenne de l'OMS d'une politique-cadre européenne de la santé qui permette à chacun d'exploiter au maximum ses possibilités en termes de santé et de bien-être tout au long de sa vie, et qui l'aide en ce sens. Santé 2020 fait la synthèse des récentes connaissances sur le rôle de la santé. Cette politique-cadre montre en quoi atteindre un niveau de santé maximal est un droit fondamental pour tous et non pas un privilège réservé à un petit nombre. Elle souligne en outre qu'une bonne santé à tous les âges de la vie est un atout et une source de stabilité économique et sociale, indispensable à la réduction de la pauvreté et à l'instauration d'un développement durable. Mais surtout, on ne peut pas considérer la bonne santé comme le résultat de l'action d'un seul secteur : les améliorations durables et équitables obtenues en matière de santé et de bien-être procèdent d'une politique efficace menée par tous les secteurs du gouvernement et d'efforts accomplis collectivement par l'ensemble de la société.

Le cadre de suivi de Santé 2020 : mesure du bien-être

La compréhension et la mesure du bien-être, de même que la communication des données le concernant, sont d'une importance fondamentale au regard de Santé 2020 et, sous réserve qu'elles accordent une large place à la culture et aux spécificités culturelles, elles apporteront une contribution significative à la réussite de la mise en œuvre de cette politique. Pour cette raison, le cadre de suivi élaboré en concertation avec les États membres a fixé comme l'un de ses principaux objectifs la cible de l'amélioration du bien-être de la population européenne *(3)*.

Sans une stratégie efficace de mesure et de notification quantitative et qualitative du bien-être, il est impossible d'évaluer dans quelle mesure les interventions des pouvoirs publics visant à améliorer ce bien-être ont abouti. De plus, l'intégration de la mesure du bien-être dans le cadre de suivi illustre l'importance accordée par Santé 2020 à une approche pangouvernementale. Compte tenu de la nature fédératrice de ce concept, la démarche consistant à mesurer le bien-être ouvre à elle seule des perspectives de collaboration intersectorielle et interinstitutions. Pour l'OMS, elle a été synonyme de possibilités de mise en commun et d'échange de connaissances avec plusieurs institutions œuvrant dans les domaines de la culture, de l'environnement et de l'éducation, y compris de travaux sur les émissions de gaz à effet de serre en milieu urbain et sur le bien-être dans le contexte du réseau des Villes-santé *(89, 90)*.

Synthèse des travaux menés à ce jour

C'est avec le *Rapport sur la santé en Europe 2012 : la quête du bien-être* que le Bureau régional de l'OMS a commencé à utiliser des indicateurs du bien-être. Au moment de la publication de ce rapport, le Bureau régional avait lancé le processus de consultation des experts techniques et des États membres, dont l'un des premiers résultats a été la définition de travail de haut niveau suivante *(91)* :

> Le bien-être comporte deux dimensions, l'une subjective et l'autre objective. Il inclut l'expérience personnelle de la vie et une comparaison entre les conditions de vie et les normes et valeurs sociales.

Après la publication du rapport, des indicateurs subjectifs et objectifs ont été définis lors des réunions d'experts qui se sont tenues en 2013 et 2014 *(62, 92-94)*. Pour recommander des indicateurs adaptés à la mesure du bien-être, ces experts s'appuyaient sur un certain nombre de principes généraux, en particulier sur d'importants critères normalisés comme la validité apparente et la validité de construit. Toutefois, compte tenu des disparités en termes de niveau de capacité de notification, il a été décidé de définir un autre critère essentiel concernant les indicateurs sélectionnés, à savoir qu'ils devaient être disponibles dans la plupart des 53 pays de la Région européenne. Le groupe d'experts a ainsi recommandé cinq indicateurs objectifs de base et un indicateur subjectif de base.

Indicateurs du bien-être objectif

Les indicateurs de base retenus pour rendre compte du bien-être objectif couvrent quatre domaines : les liens sociaux, la sécurité économique et le revenu, l'environnement naturel et construit, et l'éducation. Seules deux des recommandations sont exclusivement liées à la cible de Santé 2020 relative au bien-être :

- l'existence d'un soutien social (domaine des liens sociaux),
- le pourcentage de la population disposant d'installations d'assainissement améliorées (domaine de l'environnement naturel et construit).

D'autres volets du cadre de suivi rendent également compte des autres indicateurs de base du bien-être objectif, comme l'explique le chapitre 2 :

- le coefficient de Gini (domaine de la sécurité économique et du revenu),
- le taux de chômage, ventilé par âge et par sexe (domaine de la sécurité économique et du revenu),
- la proportion d'enfants officiellement en âge de fréquenter l'école primaire mais non scolarisés (domaine de l'éducation).

Trois autres indicateurs ont également été jugés particulièrement utiles pour mesurer le bien-être objectif, mais, comme il n'existe généralement pas de données correspondantes dans l'ensemble de la Région, ils ont été pris en compte en tant qu'indicateurs supplémentaires, et non pas de base. Il s'agit des indicateurs suivants :

- le pourcentage de personnes âgées de 65 ans et plus vivant seules (domaine des liens sociaux),
- la consommation totale des ménages (domaine de la sécurité économique et du revenu),
- le pourcentage de la population ayant au moins terminé le cycle de l'enseignement secondaire (domaine de l'éducation).

Indicateur de base du bien-être subjectif

La satisfaction globale par rapport à la vie a été recommandée comme l'indicateur de base de la dimension subjective du bien-être. Même si elle ne recouvre qu'une partie minime de la notion de bien-être, le groupe d'experts s'est largement accordé à reconnaître qu'elle était l'indicateur le plus répandu, et donc le plus indiqué pour les besoins de la notification des données au niveau régional *(62)*.

Suivi du bien-être subjectif : un certain nombre de défis à relever

S'il a sans doute été assez facile de se mettre d'accord sur le fait que la satisfaction par rapport à la vie constituait l'indicateur le plus approprié (pour le moment) du bien-être subjectif, la mise en œuvre du suivi soulève encore de nombreuses questions d'ordre conceptuel et pratique. Par ailleurs, certains doutent encore que le bien-être subjectif puisse un jour constituer une notion intéressante et suffisamment fiable pour être intégrée dans des rapports internationaux. Dans la mesure où l'OMS envisage à l'avenir de rendre compte du bien-être en s'appuyant sur une représentation fiable du bien-être subjectif, il est important de prendre en considération ces préoccupations et de s'employer à mieux comprendre et à surmonter les limites inhérentes aux données. Si ce travail n'est pas fait, l'utilité des données relatives au bien-être subjectif pourrait se limiter, aux yeux des responsables de l'élaboration des politiques, à rendre compte de l'évolution des tendances nationales dans le temps.

Développement de la définition de travail du bien-être

La nouvelle définition de travail du bien-être a été complétée par le Rapport sur la santé en Europe 2012, qui a précisé ce concept en apportant des informations supplémentaires. Si les populations des différents pays s'entendent globalement sur les principaux aspects qui ont une importance au regard de leur bien-être (comme leur santé, leur environnement naturel, leur éducation, etc.), cette importance, de même que les éléments constitutifs de ces aspects, varie considérablement en fonction de facteurs culturels. Pour cette raison, les gouvernements désireux de mesurer le bien-être de leur population ont souvent jugé nécessaire de lancer, dans un premier temps, un processus de consultation publique afin de mieux appréhender les caractéristiques nationales de la notion de bien-être. En Italie, par exemple, la consultation a montré que le domaine « paysage et patrimoine culturel » figurait parmi les 12 domaines du bien-être national, alors que ce facteur n'est pas retenu dans les autres pays européens (95).

En outre, le rapport a fait observer que le bien-être subjectif pouvait se décomposer en d'autres domaines que la satisfaction par rapport à la vie – par exemple, le bien-être émotionnel (comme les affects positifs et négatifs), le fonctionnement positif (comme le sentiment d'avoir un but dans l'existence) et le bien-être social (comme la résilience). Ces concepts continuent de jouer un rôle important pour les experts et les instituts de statistique qui tentent de mieux définir et mesurer le bien-être subjectif. Toutefois, ils soulèvent également des questions en lien avec les problèmes de comparabilité des données recueillies dans différents environnements, sachant que les valeurs, les croyances et les normes culturelles ont une influence considérable sur les réactions émotionnelles et les attentes sociales.

Subjectivité

Parmi les difficultés liées à la validité du bien-être subjectif, l'une des plus élémentaires tient précisément à sa subjectivité inhérente. Comme c'est le cas avec toutes les données autodéclarées dans le cadre d'enquêtes, il n'existe pas de vérité factuelle à laquelle on puisse comparer l'évaluation subjective par une personne de son bien-être, ni d'externalités permettant de valider cette évaluation.

Les personnes à qui l'on pose la question « Aujourd'hui, êtes-vous satisfait de votre vie ? » ne sont même pas toujours sûres de l'exactitude de leur réponse.

Nombreux sont ceux pour qui l'affirmation de la fiabilité des indicateurs du bien-être subjectif peut donc paraître paradoxale. Néanmoins, les bases factuelles constituées au cours de plus de quatre décennies de recherche tendent de plus en plus à indiquer que l'évaluation du bien-être subjectif, et en particulier la mesure de la satisfaction par rapport à la vie, peut fournir des informations fiables, valides et importantes que des indicateurs objectifs ne permettent pas à eux seuls de recueillir *(96)*. Une telle attention a été accordée à la façon dont les personnes interrogées répondaient aux questions sur le bien-être subjectif que, dans bien des cas, on en sait plus désormais sur les mécanismes en jeu et sur les forces et faiblesses des données que sur, par exemple, l'influence des facteurs culturels sur le recueil des données épidémiologiques.

Comparabilité

L'une des principales difficultés que rencontre l'OMS en matière de mesure du bien-être subjectif a trait à la comparabilité des données d'un pays à l'autre. D'importantes questions continuent de se poser à propos du niveau de distorsion que les indicateurs du bien-être subjectif sont susceptibles de présenter en raison des différences culturelles. Les défis posés par la comparabilité transculturelle des données peuvent être répartis en deux grandes catégories : méthodologique (du fait de la conception des enquêtes et des réponses des personnes interrogées) et épistémologique (en raison des différences entre les systèmes de croyance des personnes interrogées).

La validité méthodologique – en termes de comparaison transculturelle – des questions qui tentent de mesurer d'autres dimensions du bien-être subjectif, telles que les émotions positives et négatives (également appelées « affects »), fait encore l'objet de fréquents débats parmi les chercheurs. L'encadré 3.1 présente quelques exemples souvent cités dans la littérature scientifique.

Une conception soignée et une traduction rigoureuse des enquêtes permettent de surmonter la plupart de ces problèmes méthodologiques. Les difficultés les plus importantes au regard de la comparabilité transculturelle tendent à être d'ordre épistémologique, car elles ont trait à la façon dont les différentes cultures conçoivent la personne (*personhood*) idéale. Ainsi, plusieurs études ont montré que les cultures accordant une valeur importante à la modestie influençaient les réponses des personnes interrogées sur le bien-être subjectif, ce qui explique que les mesures explicites de l'estime de soi soient plus faibles *(97)*.

Les travaux de recherche comparant les cultures individualistes (que l'on a souvent associées aux sociétés occidentales) aux cultures collectivistes (dont on dit qu'elles se trouvent souvent en Asie de l'Est) ont abouti à la conclusion générale que l'universalité et la spécificité culturelle sont les deux facettes d'un même processus. Ainsi, un concept universel tel que la satisfaction par rapport à la vie est intimement lié à des déterminants propres à certaines cultures comme l'indépendance ou l'interdépendance. En conséquence, le degré de comparabilité du bien-être d'une culture à l'autre dépend du degré de comparabilité de la personne idéale entre ces cultures *(98, 99)*.

Encadré 3.1.

Facteurs nuisant à la comparabilité transculturelle des mesures du bien-être subjectif

Langue

Les problèmes d'équivalence sémantique et conceptuelle doivent être pris en compte. L'équivalence sémantique fait référence au choix de termes et de structures sémantiques qui garantissent l'équivalence de la traduction. L'équivalence conceptuelle désigne l'existence d'un concept plus ou moins identique dans la langue cible, quels que soient les mots utilisés. De plus, des difficultés opérationnelles peuvent surgir lorsqu'on utilise une mise en valeur (par exemple, des majuscules) dans un texte rédigé dans un alphabet non latin.

Difficultés cognitives

L'échelle de Cantril (*Cantril Self-Anchoring Striving Scale*, voir la section du chapitre 2 consacrée à la cible n° 4) a donné lieu à des difficultés d'ordre cognitif dans différents contextes culturels, en partie parce que la formulation du concept est relativement complexe. En outre, le recours à des représentations métaphoriques n'est peut-être pas aussi utile dans toutes les cultures.

Effets contextuels

Dans le cas du bien-être ressenti, les événements à court terme peuvent avoir des effets importants sur les scores. Par exemple, si la période considérée est un dimanche, l'évaluation du bien-être ressenti tend à être en moyenne supérieure, même s'il existe des variations culturelles : comme on peut s'y attendre, les résultats sont plus élevés le vendredi dans les sociétés musulmanes, puisqu'il s'agit du jour de la prière, où la plupart des gens ne travaillent pas.

Biais de réponse

Il arrive que certaines cultures préfèrent des chiffres à d'autres sur une échelle numérotée de 0 à 10, mais il est difficile de dire si ce choix est dû à des niveaux de bien-être subjectif réellement différents, ou à une attitude profondément ancrée sur le plan culturel.

Fonctionnement des items

Certains items, par exemple ceux qui visent à l'évaluation de la vie au cours des cinq prochaines années, peuvent ne pas fonctionner aussi bien dans certaines cultures.

Résumé

Pour réduire au maximum les erreurs de mesure, il est essentiel de suivre une méthode d'enquête sérieuse : conception et validation du questionnaire, techniques de traduction appropriées (comme la rétrotraduction), test cognitif, etc. Dans tous les cas, la prudence s'impose lorsque l'on effectue des comparaisons internationales, car des travaux de recherche doivent encore être menés pour que les mesures du bien-être subjectif puissent être comparées d'une culture à l'autre *(96)*.

Communication des données sur le bien-être

Si, théoriquement, le recours à des méthodes d'enquête plus longues (et plus coûteuses) pourrait réduire certains des inconvénients exposés plus haut, il se trouve qu'actuellement la satisfaction par rapport à la vie est le seul indicateur du bien-être subjectif au sujet duquel l'OMS peut communiquer des informations. L'adoption d'une définition de très haut niveau du bien-être était une première étape nécessaire si l'on voulait étudier sérieusement le sujet. Cela étant, avec un seul indicateur sur lequel s'appuyer, comment l'OMS peut-elle apporter des éclairages intéressants sur le fait de se « sentir bien » dans une Région européenne caractérisée par une grande diversité culturelle ?

La deuxième question – et elle est peut-être nettement plus difficile – est de savoir comment l'OMS devrait envisager sa communication sur le bien-être. Même dans l'éventualité d'un consensus sur la validité ou non des mesures du bien-être subjectif d'un pays à l'autre dans l'abstrait, il n'est sans doute pas possible (ni même souhaitable, si l'on accorde de la valeur à la diversité culturelle) que l'on puisse jamais établir des corrélats universels cohérents entre le bien-être et ses déterminants. Plus que la plupart des autres notions, le bien-être tire non seulement profit des approches ascendantes, mais ce sont elles, fondamentalement, qui le définissent.

Dans le pire des cas, la recherche sur le bien-être peut s'encombrer d'une « naïveté normative » qui n'apporte rien *(100)*. Les rapports classiques laissent souvent entendre qu'il existe une « recette » du bien-être, découverte par les pays qui arrivent en tête des classements établis par les enquêtes mondiales sur le sujet. Aux yeux des sceptiques, ce type d'affirmation peut paraître inutile et réducteur et sembler plaider pour une certaine philosophie normative qui sera peut-être inappropriée dans d'autres contextes culturels.

En outre, ces cadres de notification des données sur la culture et le bien-être fonctionnant selon un schéma descendant risquent de passer à côté de la richesse et de la diversité des contextes culturels dans lesquels s'inscrivent la santé et le bien-être. Concevoir la communication comme un processus informatif unidirectionnel, c'est ignorer son intérêt en tant que ressource permettant d'instaurer des dialogues et de jeter des passerelles. Une politique de haut niveau appropriée devrait être élaborée à partir de cette compréhension du bien-être au niveau local.

Contextes culturels de la mesure du bien-être subjectif

Pour expliquer les différences entre les données relatives au bien-être subjectif d'un pays à l'autre, on a souvent recours à la notion de « culture », généralement sous deux formes : le biais culturel et l'impact culturel. Le biais culturel est un processus qui influence les réponses données dans le cadre d'un questionnaire d'enquête (mais aussi, dans une certaine mesure, la conception ou la traduction mêmes de ce questionnaire) et qui entraîne donc des variations inopportunes (ou « interférences ») dans les données relatives au bien-être subjectif, notamment lors de comparaisons entre pays. Les causes de ces interférences sont multiples : elles peuvent être dues, par exemple, à des différences d'ordre linguistique, dans l'utilisation des nombres ou dans les modes d'expression émotionnelle. Ainsi, il a été constaté que, dans certaines cultures européennes, on opère parfois des biais d'autocomplaisance qui contribuent à la préservation d'une bonne image de soi, d'où des scores excessifs par rapport à d'autres cultures où cela ne se produit pas (comme certaines cultures d'Asie de l'Est) *(101)*.

Si le biais culturel provoque des interférences, il convient d'en tenir compte dans toute la mesure possible, que ce soit au stade de la conception de l'enquête ou de l'analyse des données. Il semble cependant de plus en plus admis – du moins chez les statisticiens (sinon les anthropologues) – que des comparaisons intéressantes sont en fait possibles d'un pays à l'autre, et que les appréciations du bien-être ne sont pas exclusivement relatives *(102)*.

Si tel est le cas, le biais culturel perd sans doute de son importance au profit de l'impact culturel. La culture cesse d'être un facteur instrumental qui ne sert qu'à affiner les outils d'enquête, pour devenir un bien en soi, uni par un lien de causalité à l'expérience du bien-être. Ainsi, s'il est possible de croire les données comparatives selon lesquelles les populations d'Amérique latine déclarent systématiquement des degrés de satisfaction par rapport à la vie supérieurs à ceux de toutes les autres régions, il est tout à fait possible de conclure légitimement que les attitudes culturelles jouent un rôle en renforçant la résilience face aux difficultés économiques.

Nécessité d'approches multidisciplinaires

La tendance internationale à accorder une plus grande importance au bien-être produit de nouvelles données intéressantes et très utiles *(103)*. Le fait de pouvoir communiquer des données statistiques pour démontrer, par exemple, que certains aspects du bien-être sont associés à une survie accrue constitue une étape essentielle si l'on veut convaincre les ministres de la Santé de prendre le bien-être au sérieux. Toutefois, pour l'instant, une approche plus intégrée pour comprendre et mesurer le bien-être fait défaut dans la plupart des pays.

Selon les données disponibles, les facteurs de cohésion sociale tels que la confiance, la tolérance et la solidarité contribuent de manière importante au bien-être. Mais ces termes sont complexes, renvoient à des spécificités culturelles et renferment une richesse linguistique. En outre, les intellectuels leur consacrent depuis longtemps des études dans des disciplines très variées. Par exemple, certains avancent que le Danemark se classe régulièrement parmi les cinq premiers pays au monde où il fait bon vivre en raison de ses niveaux élevés de cohésion sociale *(104)*. Pour autant, ce type d'analyse ne présente pas un grand intérêt pour les responsables politiques qui cherchent à promouvoir des interventions spécifiques. Quelles sont les causes de cette cohésion sociale ? Quels facteurs historiques entrent-ils en jeu ? En quoi la production culturelle danoise (littérature, architecture ou médias) reflète-t-elle un profond attachement aux valeurs nationales ?

Pour l'instant, les grandes explications culturelles liées à la recherche sur le bien-être viennent de la psychologie transculturelle. Ils sont essentiellement centrés sur l'idée que les cultures collectivistes (d'après la littérature, celles dont on dit souvent qu'elles se trouvent en Asie de l'Est) accordent une place importante aux valeurs de la famille, de la communauté et du groupe, alors que les cultures individualistes (souvent associées aux sociétés occidentales) valorisent l'épanouissement personnel et l'expression de l'individu *(105)*. Ces différences influencent à leur tour la perception et l'expression du bien-être. Toutefois, un grand nombre de travaux, en psychologie transculturelle, ont proposé d'autres schémas (indulgence/contrainte, universalisme/particularisme, méritocratique/ascriptif, etc.) *(106-108)*. Dans les travaux consacrés à la culture et au bien-être subjectif, ces notions n'occupent qu'une part restreinte. Pour mieux comprendre le bien-être (et en particulier les émotions qui l'influencent), les experts avancent l'argument qu'il est important non seulement d'oublier l'opposition entre individualisme et collectivisme, mais aussi d'étudier le bien-être dans d'autres contextes culturels que celui dessiné par la ligne de démarcation arbitraire qui sépare les sociétés orientales et occidentales *(109)*.

Les disciplines autres que la psychologie transculturelle ont eu un impact moins visible sur la littérature en matière de bien-être. Les anthropologues, en particulier, ont remarqué que les importants travaux de recherche en anthropologie consacrés à la présentation de soi et à la valeur des comportements affectifs au niveau local demeuraient en grande partie ignorés *(110)*. De la même façon, les spécialistes de la communication ont mis en évidence le principe de la culture comme base de la formulation des sens donnés à la santé et au bien-être *(111)*. Pour un mouvement qui se veut interdisciplinaire, il existe encore peu de disciplines, mis à part la sociologie, la psychologie et l'économie, qui font référence à la recherche sur le bien-être ou y contribuent. Et pourtant, dans la mesure où ils affirment que les événements historiques, le sens donné aux mots ou les conventions et pratiques communes ont une incidence sur la façon dont les pays, les communautés et les individus ressentent et décrivent leur satisfaction par rapport à la vie (ou, de fait, leur santé), les experts disposant de connaissances approfondies sur les aspects culturels des sociétés dont le bien-être est examiné et comparé devraient de toute évidence être consultés *(112)*.

La raison qui explique, du moins en partie, l'interaction limitée entre ceux qui analysent les données (sociologues, économistes, statisticiens) et ceux qui analysent le contexte (spécialistes de la littérature et de la communication, historiens, anthropologues) réside dans les problèmes de définition. Pour que la culture puisse être quantifiée dans le contexte du bien-être, elle doit faire l'objet d'une définition précise. Or, les anthropologues et les spécialistes en sciences humaines pourraient faire valoir qu'en définissant de manière très précise ce qu'est la culture, on ne tient pas compte du caractère intrinsèquement dynamique, changeant et poreux de cette notion. Les anthropologues, en particulier, ne veulent plus désormais parler de culture « russe » ou « espagnole », ou même de culture « orientale » ou « occidentale », et préfèrent s'orienter vers le concept de tendances culturelles socialement construites *(113-115)*. Il n'en reste pas moins que les réalités associées à la nécessité de mesurer un comportement très complexe poussent en permanence les analystes à adopter un concept réducteur de la culture, en mettant en avant toutes les variables liées à des phénomènes qui sont plus faciles à mesurer, et à l'arrière-plan tout ce qui est difficile à définir, imprécis ou lié à des aspects immatériels et universels de la culture *(116)*.

Analyse des contextes culturels de la santé par l'OMS

Ces dix dernières années, des initiatives de plus en plus nombreuses dans le domaine de la médecine et de la santé publique ont préparé le terrain à un réexamen de l'importance des contextes culturels sous l'angle de la santé. Ainsi, le concept de culture fait partie intégrante du programme de développement pour l'après-2015, et une récente note conceptuelle publiée par le Groupe des Nations Unies pour le développement met en évidence l'importante contribution que la dynamique culturelle peut apporter à l'amélioration de la santé des populations *(117)*. Fin 2014, la revue *The Lancet* a publié un long rapport de la commission sur la culture et la santé dans lequel il est affirmé que la non-prise en compte de la culture est le principal obstacle à la mise en place de soins de santé équitables *(118)*. Les bailleurs de fonds, de même que les conseils de recherche, se mobilisent en faveur d'une approche plus multidisciplinaire et intégrée de la recherche en santé (par le biais des sciences humaines médicales, par exemple). Toutes ces initiatives peuvent être considérées comme des exemples de ce que l'on a décrit comme une « cinquième vague » *(119)* en santé publique, c'est-à-dire une phase qui met la santé publique aux prises avec toute la complexité de l'expérience subjective, du vécu.

Comme nous avons essayé de le démontrer dans ce chapitre, la compréhension, la mesure et la présentation des données du bien-être des populations sont fortement influencées par les contextes culturels ; si l'OMS veut s'acquitter de sa mission, qui est d'améliorer le bien-être dans la Région européenne, elle doit donc absolument mieux appréhender ces contextes. Afin de l'aider à réfléchir à certains des défis à relever et de lui proposer des solutions pour y parvenir, le Bureau régional de l'OMS pour l'Europe a lancé une analyse des contextes culturels de la santé et créé un groupe d'experts qui s'est réuni pour la première fois en janvier 2015. Ce groupe se compose de 21 conseillers issus de divers milieux professionnels et disciplines, notamment des épidémiologistes, des statisticiens et des experts en santé publique, mais aussi des universitaires spécialistes des études culturelles, de l'histoire, de la philosophie, de l'anthropologie, de la communication, de la géographie, des sciences humaines médicales et de la psychologie culturelle.

Il a commencé ses travaux en adoptant la définition de la culture publiée dans la Déclaration universelle de l'UNESCO de 2001 sur la diversité culturelle *(120)*, qui réaffirmait :

> que la culture doit être considérée comme l'ensemble des traits distinctifs spirituels et matériels, intellectuels et affectifs qui caractérisent une société ou un groupe social et qu'elle englobe, outre les arts et les lettres, les modes de vie, les façons de vivre ensemble, les systèmes de valeurs, les traditions et les croyances.

Il a en outre recommandé à l'OMS :

- de recenser les travaux de recherche quantitative et qualitative et les études de cas narratives qui illustrent l'influence de la culture sur la santé et le bien-être, ainsi que les interventions utiles des pouvoirs publics ;
- d'encourager davantage la recherche sur la mesure et la comparabilité transculturelles des données relatives au bien-être subjectif ;
- d'améliorer la notification du bien-être et de la santé telle qu'elle est effectuée actuellement, grâce à l'utilisation de nouveaux types de bases factuelles, notamment les travaux de recherche qualitative et narrative menés dans des disciplines universitaires plus variées et dans un vaste éventail de contextes culturels ;
- d'envisager des approches participatives et centrées sur la culture qui amènent, de manière sensible et mesurée, les communautés

locales à réfléchir aux notions de bien-être et de santé, et encouragent le recours à des voies de communication qui permettent de partager les ressources culturelles du bien-être et de la santé.

Intégration de formes narratives d'informations sanitaires

Le groupe d'experts a formulé une recommandation innovante en encourageant l'OMS à envisager d'autres formes de bases factuelles couvrant un plus large éventail de disciplines afin de pouvoir présenter des données régionales plus complètes sur le bien-être. Par exemple, l'analyse systématique des registres historiques, des observations anthropologiques et d'autres formes de productions culturelles peut générer un important volume d'informations sanitaires sur le bien-être des groupes, des communautés et même des nations. Toutefois, il faut commencer par combattre l'idée préconçue selon laquelle les informations de ce type ne sont pas assez quantifiables (ou trop « soft ») pour les professionnels de la santé publique. L'accent doit au contraire être mis sur la validité, comme avec d'autres formes plus classiques de données.

Pour l'OMS, lorsqu'il s'agit de rendre compte du bien-être, l'adoption d'une approche plus multidisciplinaire, qui tire parti des méthodes employées par les historiens, les anthropologues et les autres spécialistes des études culturelles, peut présenter plusieurs avantages. Premièrement, ce type d'approche permettrait peut-être d'obtenir des narrations plus passionnantes et plus locales, qui pourraient compléter avantageusement les constats effectués à partir des sources de données internationales existantes, en particulier lorsqu'il n'est pas possible de concevoir et de mettre en œuvre des enquêtes sur le bien-être spécifiques à chaque pays, qui exigent d'importantes ressources. C'est là un point extrêmement important pour le Bureau régional, car les États membres européens ont déjà exprimé leur préoccupation quant au fardeau que représente actuellement la notification des données.

Deuxièmement, le recours à des sources de données plus spécifiques aux aspects culturels (par exemple, constituées à partir de traditions, de rites ou de récits) peut contribuer à faire entendre la voix de ceux dont les opinions ne sont jamais prises en compte dans les enquêtes nationales et mondiales sur le bien-être, car il s'agit de groupes difficiles à atteindre dans le but de les interroger (encadré 3.2). Par exemple, bon nombre des instruments actuels de mesure du bien-être reposent sur l'autodéclaration et excluent donc ceux qui n'ont pas la possibilité de se faire entendre. C'est le cas en particulier des jeunes enfants, dont le bien-être est essentiel au regard de la santé publique future dans une perspective biographique, c'est-à-dire portant sur toute la durée de vie.

Enfin, une approche intégrée et multidisciplinaire, ouverte aux éclairages apportés par les sciences humaines et les sciences sociales au sens large, peut contribuer à un débat plus équilibré sur le bien-être. Les travaux interdisciplinaires mettent en lumière les systèmes de valeurs dans lesquels s'inscrivent les universitaires et encouragent le type de réflexivité qui permet de mieux comprendre, par exemple, comment toute l'attention accordée au bien-être (et au bonheur) produit sa propre dynamique culturelle, elle-même susceptible d'avoir des effets secondaires néfastes *(121)*.

Encadré 3.2.
Sources narratives de bases factuelles

Les sources narratives de bases factuelles offrent aux responsables politiques plusieurs formes de connaissances situées et expérientielles, qui ne sont pas prises en compte actuellement dans les principales sources de données de la hiérarchie classique (telles que les informations sanitaires systématiquement recueillies ou les résultats d'enquêtes auprès des ménages). Les données quantitatives sont certes essentielles, mais elles ne suffisent pas, bien souvent, à faire accepter les pratiques et les politiques fondées sur des bases factuelles. Ainsi, dans les débats sur la politique à mener en matière de vaccination contre la rougeole, les opposants à des recommandations s'inspirant de bases factuelles s'appuient systématiquement sur des narrations émotionnelles pour faire valoir leur position. Ces narrations leur donnent souvent l'avantage, même si elles viennent contredire les données scientifiques *(122)*.

Les narrations révèlent et explorent la complexité et les variations, à savoir les contradictions, les tensions et les désaccords qui se cachent dans un ensemble d'intérêts ou de pratiques politiques en apparence incontesté ou unitaire. Ces éléments peuvent être révélateurs de l'influence du contexte et de l'histoire au sens large et de l'interaction avec ceux-ci, ainsi que des éventuelles conséquences imprévues de l'action des pouvoirs publics. De plus, les narrations peuvent remettre en question la structure ou les hypothèses sous-jacentes d'une méthode d'action donnée *(123)*. Enfin, les approches narratives facilitent « un programme d'action progressif fondé sur des bases factuelles qui tient compte des opinions du public », en ce sens que les participants ont parfois la possibilité de contrôler à la fois les thèmes et la structure dans laquelle ceux-ci sont abordés *(124)*.

Par exemple, dans le contexte précis de la santé des populations de migrants, des études ont montré que ces formes narratives permettaient aux migrants de définir le bien-être (entre autres catégories) d'une manière correspondant à leur expérience personnelle. Les narrations qui en résultent montrent comment, en tant que groupe de migrants, ils tendaient à être représentés par les qualificatifs « minorité autre », « déterminés culturellement » et, parfois, « arriérés ». Les auteurs attirent l'attention sur l'importance de ne pas prédéterminer les caractéristiques essentielles des populations migrantes. Cette approche « non-essentialiste » remet en question les stéréotypes et souligne la fluidité inhérente à la culture *(124)*.

Présentation d'informations et communication sur le bien-être

La communication sur les initiatives en matière de bien-être étant un processus fondamentalement bidirectionnel, le groupe d'experts a recommandé que ces initiatives soient participatives et interactives et offrent des possibilités en termes de choix personnels et de créativité. Les rapports sur le bien-être devraient encourager l'autonomisation, en fournissant des données au niveau local qui guident les gens dans leurs relations avec les services locaux. Pour faciliter cette démarche, il convient de promouvoir des voies de communication offrant aux communautés la possibilité d'échanger leurs expériences relatives au bien-être. Pour résumer, une approche plus culturelle est essentielle si l'on veut mieux rendre compte du bien-être et communiquer à son sujet (encadré 3.3).

Le groupe d'experts a donc recommandé à l'OMS d'étudier les moyens de mettre à disposition des données sur le bien-être via son portail pour les informations et bases factuelles sur la santé pour l'Europe (chapitre 4) en favorisant la participation et

---

Encadré 3.3.
Approches culturelles en matière de communication

L'approche culturelle fait valoir qu'il faut mettre en avant le point de vue des communautés dans le processus décisionnel en matière de santé, afin de trouver des solutions qui soient satisfaisantes pour ces communautés et qui permettent de relever les défis locaux. En accordant une grande place à l'écoute des communautés, elle met l'accent sur les concepts de dialogue, d'authenticité et de réflexivité. Plusieurs observations élémentaires peuvent être faites.

- Les possibilités de communication bidirectionnelle sont essentielles pour entendre des opinions et des points de vue qui, sinon, sont passés sous silence ou ignorés.
- Une véritable communication portant sur la santé doit reposer sur la sincérité, la transparence et l'acceptation des différences culturelles dans la compréhension de la santé et du bien-être.
- La communication crée de la culture autant qu'elle en est constituée, par des interactions dynamiques et en constante évolution. Par conséquent, la communication sur la culture et la santé doit examiner les paramètres définis culturellement qui déterminent les modes de formulation possibles de la santé.

En s'appuyant sur cet examen approfondi des structures, il convient de mettre l'accent sur la création de réseaux culturels de communication au niveau local qui permettent l'expression de diverses conceptions de la culture, de la santé et du bien-être. Des plateformes et des infrastructures de communication locales doivent être mises en place et soutenues afin de permettre l'échange de récits culturels concernant la santé et le bien-être *(111)*.

Photovoice, qui tire parti des expériences vécues par les membres de communautés locales pour inspirer les politiques sanitaires, est un exemple de plateforme de communication centrée sur la culture *(125)*. Sa méthode de recherche-action participative consiste à remettre des appareils photo aux membres des communautés afin qu'ils donnent une représentation visuelle de leur vécu et le partagent avec les acteurs internes et externes concernés. Soucieux de donner la parole à ceux qui n'ont pas souvent l'occasion de faire entendre leur voix, Photovoice permet aux participants de partager leurs émotions, leurs sentiments et leurs points de vue sur des questions qui sont importantes à leurs yeux, par le biais de photographies.

l'autonomisation des communautés locales. L'Organisation pourra ainsi publier des récits personnels d'individus ou de groupes concernant le bien-être et la résilience, en puisant dans des descriptions narratives ou qualitatives et en encourageant chacun à faire part de sa vision du bien-être. Le rapprochement des données disponibles sur le bien-être et des narrations provenant des communautés crée un espace de dialogue et fait apparaître diverses représentations du rapport entre la culture et le bien-être.

Enfin, le groupe a laissé entendre qu'il pourrait être utile de s'intéresser aux études de cas portant sur des pratiques culturelles de certains pays ou communautés associés à une résilience accrue. Sous l'angle des politiques, la question importante est de savoir si ces études de cas peuvent mettre en évidence des facteurs, des compétences, des valeurs ou des interventions des pouvoirs publics qui puissent être transférés à d'autres cultures et communautés. Pour créer des espaces de reconnaissance du rôle positif de la culture sur la santé et le bien-être, la communication sur la culture et la santé doit examiner les limites structurelles qui privent les individus du droit de s'exprimer sur leur santé du point de vue de leur culture.

Actions à mener en matière de recherche-développement sur le bien-être

Avec l'appui du groupe d'experts, l'examen des contextes culturels de la santé suivra trois axes :

- la sensibilisation : expliquer précisément les concepts à la base des contextes culturels de la santé et en démontrer l'importance ;
- la recherche : commander des travaux de recherche utiles aux politiques, qui apportent des précisions sur l'influence des contextes culturels sur certaines initiatives de santé publique telles que la mesure du bien-être ;
- la notification des informations : rendre compte du bien-être selon une approche culturelle.

L'une des réalisations importantes de ce travail consistera en un cadre conceptuel concis permettant d'expliquer comment la définition de la culture donnée par l'UNESCO peut être comprise et appliquée dans le contexte de la santé. Ce cadre permettra de répertorier les études de cas illustrant l'incidence des contextes culturels sur la santé et le bien-être, et, partant, de trouver des moyens d'action possibles. Il devra également présenter des arguments montrant comment la recherche en sciences humaines et sociales peut apporter une forte valeur ajoutée en offrant un moyen d'intégrer des descriptions subjectives d'expériences personnelles dans des narrations concernant le bien-être et la santé.

L'objectif à long terme sera de créer à l'intention de l'OMS un ensemble plus complet d'outils et de méthodes pour rendre compte du bien-être. En plus des données déjà recueillies à l'aide des indicateurs subjectifs et objectifs, les futurs rapports devront donc comprendre des études de cas examinées sous un angle multidisciplinaire et présentées selon une approche culturelle. Si elle fait ses preuves, cette forme de notification pourra, à terme, être présentée de manière abrégée dans des documents d'orientation que les pays pourront utiliser pour comprendre, décrire et améliorer le bien-être de leurs populations.

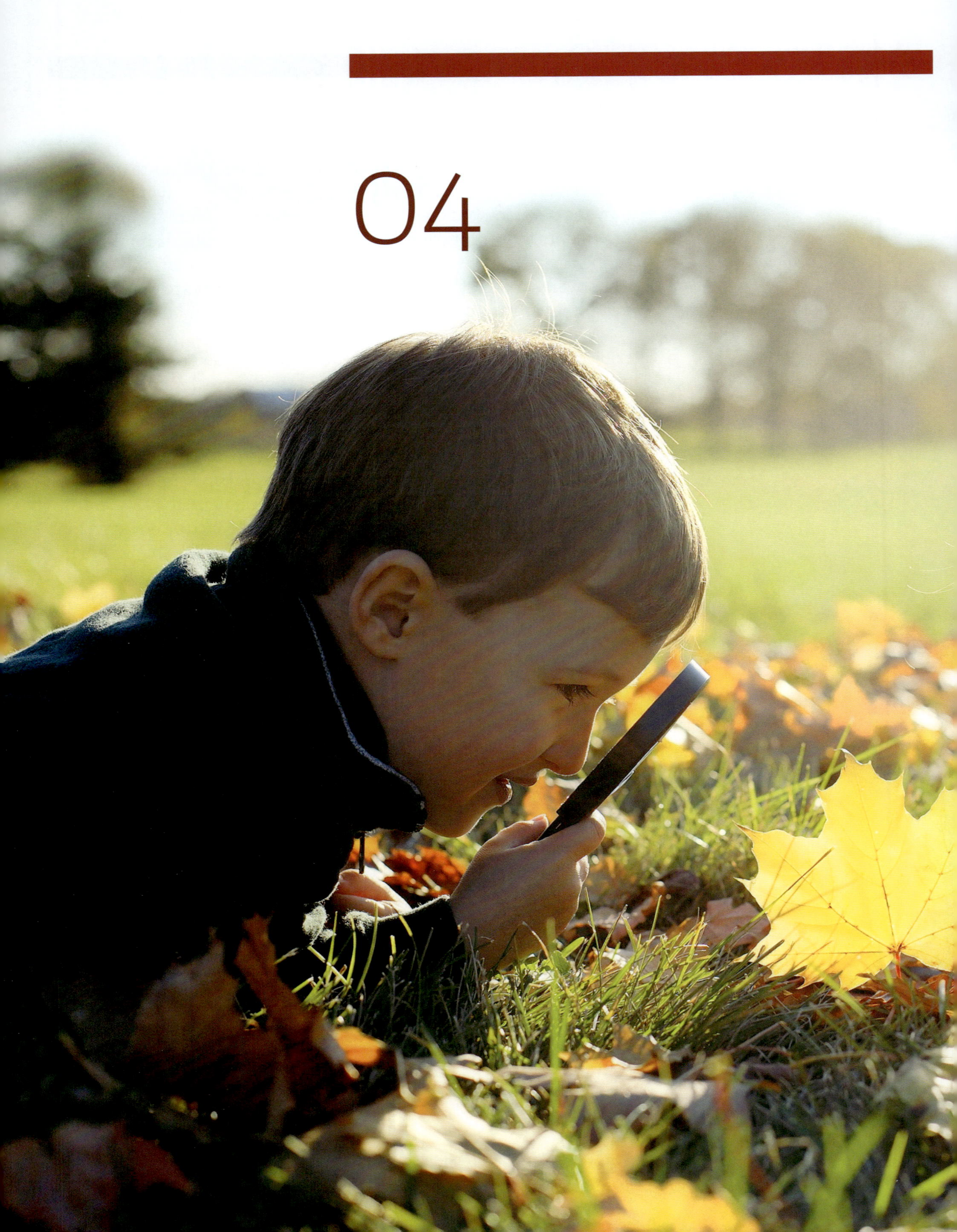
04

Les nouvelles frontières de l'information et des bases factuelles en santé

Messages clés

Parmi les principaux problèmes liés au recueil des données sur lesquelles repose le cadre de suivi de Santé 2020, certains ont trait à la qualité des données, à la régularité de leur recueil et au respect des délais de notification. L'amélioration des pratiques en matière de certification et de codage améliorera considérablement la qualité des données relatives aux causes de décès. Le respect, par tous les États membres, du niveau recommandé de détail des données notifiées à l'OMS devrait encore accroître l'utilité et la comparabilité des indicateurs établis à partir de ces données.

L'OMS et de nombreux pays ont complètement revu leur vision de la santé publique, qu'ils considèrent désormais davantage sous l'angle de la santé et du bien-être que de la mortalité et des maladies. Pour que l'information sanitaire rende compte de cette évolution, elle devrait accorder plus de place aux données subjectives et qualitatives.

Afin d'améliorer la notification de données relatives à la santé et au bien-être dans l'ensemble de la Région européenne, il convient d'explorer d'autres sources d'information sanitaire que les sources classiques. Les registres historiques et les observations anthropologiques peuvent s'avérer utiles pour fournir des informations sur le bien-être. Les sources de données telles que les médias sociaux, les données des téléphones portables et les dossiers médicaux informatisés peuvent compléter par des éclairages nouveaux les statistiques sanitaires classiques.

Il serait bon d'optimiser le suivi de Santé 2020 en ne se limitant pas aux indicateurs habituels et en élargissant sa portée à des concepts tels que la résilience des communautés, la responsabilisation et le sentiment d'appartenance.

Seule une large collaboration internationale permettra de relever efficacement et durablement les défis qui se posent dans le domaine de l'information sanitaire. Les pays devraient jouer un rôle moteur dans la définition des priorités de ces activités internationales de recherche-développement.

L'Initiative européenne de l'information sanitaire est un réseau de l'OMS composé d'États membres et d'autres parties prenantes qui sont déterminés à faire progresser le niveau de santé dans la Région en améliorant l'information sur laquelle reposent les politiques. Cette initiative œuvre en faveur de l'élaboration d'un système européen unique dédié à l'information sanitaire, tel qu'il a été évoqué dans la Déclaration conjointe *(126)* adoptée par le Bureau régional de l'OMS pour l'Europe et la Commission européenne en 2010.

Introduction

L'OMS a pour rôle de prendre la tête de file concernant les questions mondiales de santé, d'établir le calendrier de recherche en santé, de fixer des normes et des critères, d'articuler des options politiques fondées sur les faits, de fournir un appui technique aux pays, et de surveiller et d'évaluer les tendances en matière de santé *(127)*. Par conséquent, le suivi de la situation sanitaire fait clairement partie de sa mission, et l'Organisation a toujours attaché une grande importance à l'amélioration, au recueil et à la diffusion de l'information sanitaire. Toutefois, en y regardant de plus près, on constate qu'elle s'est surtout consacrée, jusqu'à présent, à suivre non pas la situation sanitaire, mais la mortalité et la morbidité et leurs déterminants, comme l'ont fait les autres acteurs concernés par l'information sanitaire. La priorité accordée à la mortalité et à la morbidité était le modèle dominant en matière de santé publique, mais les choses sont en train d'évoluer. La Région européenne est confrontée au vieillissement de la population et va devoir faire face à une prévalence croissante des maladies chroniques et de la comorbidité, c'est pourquoi il devient urgent de traiter les questions liées à des sujets tels que l'autonomie, la prise en charge des maladies, la qualité de vie, le bien-être et leurs déterminants.

Le changement d'orientation dans le domaine de la santé publique n'est pas seulement la conséquence du vieillissement de la population. La conception de la santé a considérablement évolué au cours des dernières décennies, et elle est aujourd'hui davantage considérée comme l'un des éléments d'une interaction complexe entre des aspects sociétaux au sens large plutôt que comme le résultat isolé de politiques de santé au sens restreint. Ainsi, il est de plus en plus reconnu que l'amélioration de la santé exige une action politique globale, axée non seulement sur l'amélioration de la santé en elle-même, mais aussi, d'une manière générale, sur les déterminants de la santé. Le cadre de suivi de Santé 2020 illustre cette vision actuelle de la santé en intégrant des cibles et des indicateurs précis concernant le bien-être et le manque d'équité en matière de santé, associés aux déterminants sociaux. D'autres initiatives ont également mis en évidence la nécessité d'une telle approche ; par exemple, la recommandation 4(c) de l'Étude européenne sur les déterminants sociaux de la santé et la fracture sanitaire invite à : « publier régulièrement des rapports sur les inégalités en matière de santé et leurs déterminants sociaux à tous les niveaux de gouvernance, dont les niveaux transnational, national et local, et soumettre ces inégalités à un examen public minutieux à ces niveaux » *(128)*.

Si la nouvelle façon d'envisager la santé est désormais bien établie, les évolutions qui devraient en résulter en termes de suivi de la santé de la population tardent toujours à venir. L'élaboration d'indicateurs fiables et le recensement de sources de données adaptées à de nouveaux concepts comme celui du bien-être sont des tâches difficiles sur le plan de la méthode : ces processus nécessitent du temps, en particulier parce qu'ils exigent que l'on mette l'accent sur les mesures subjectives et les données qualitatives – des aspects assez méconnus dans le cadre du suivi classique de la situation sanitaire et qui posent un certain nombre de défis. On trouve également dans Santé 2020 d'autres concepts qui n'ont pas été mesurés de manière systématique auparavant, comme la résilience des communautés et la responsabilisation, et dont la mise en œuvre pour les besoins du suivi nécessite un important travail de définition. La quantification de ces concepts et la mesure de leur évolution dans le temps sont importantes si l'on veut parfaitement appréhender la réussite de la mise en œuvre de Santé 2020.

La traduction dans les faits de nouveaux concepts pour les besoins du suivi de la situation sanitaire n'est pas une opération qui peut se faire rapidement, et l'intégration des modifications apportées aux concepts dans le suivi de la population prendra du temps. Cependant, durant le travail de description des progrès accomplis par rapport aux cibles de Santé 2020 effectué dans le cadre du présent rapport, il est apparu clairement que les recueils de données existants utilisés pour le suivi des indicateurs standard, par exemple sur la mortalité et les facteurs de risque, pouvaient également être améliorés. Le présent chapitre traite de ces défis et des futurs domaines de travail, dans le contexte de Santé 2020 et au-delà, en établissant des liens avec les travaux et initiatives déjà réalisés par l'OMS et par les autres acteurs de l'information sanitaire.

Suivi des indicateurs de Santé 2020 sur la mortalité et les facteurs de risque

Respect des délais de notification

Le chapitre 2 a examiné les progrès accomplis par rapport aux cibles de Santé 2020, en prenant l'année 2010 comme année de référence. L'un des principaux constats est que seuls quelques pays ont communiqué des données pour plusieurs indicateurs de base. Par exemple, le taux moyen de mortalité prématurée pour 2011 est calculé à partir des données de 35 pays, et de 28 pays pour 2012. Au moment de la rédaction du présent rapport, seul un pays avait transmis à l'OMS ses taux de mortalité pour 2013. Ces chiffres montrent que la durée entre le recueil et la notification des données est considérable.

Une telle durée a des répercussions sur l'exhaustivité des bases de données de l'Organisation et sur la fiabilité des moyennes régionales. L'OMS collabore avec les pays afin d'améliorer le respect des délais de notification des données ; il est non seulement important de disposer en temps utile des taux de mortalité, mais aussi de tout un ensemble d'autres données, dont celles relatives aux maladies infectieuses et à leur incidence.

Qualité et disponibilité des données

Si le respect des délais de communication des données relatives à la mortalité suscite des préoccupations, il existe également des problèmes de qualité. Ces problèmes ont trait au codage correct des causes de décès et à la nécessité de communiquer des informations suffisamment détaillées. Les pays qui transmettent à l'OMS leurs données sur la mortalité n'utilisent pas toujours, comme ils le devraient, les codes à trois ou quatre caractères de la CIM-10. Deux pays notifient les causes de décès en s'appuyant sur la neuvième, et non pas la dixième révision (la plus récente) de la CIM ; d'autres se rapportent bien à la CIM-10, mais déclarent les données de manière insuffisamment détaillée, ce qui limite les possibilités d'analyse. De plus, dans de nombreux pays, une proportion non négligeable de décès certifiés par un médecin est attribuée soit à des causes mal définies (codes du chapitre XVIII de la CIM-10), soit à des codes non spécifiques, ce qui est sans intérêt ou d'un intérêt limité en termes de santé publique. L'OMS collabore également avec les pays en vue d'améliorer la qualité des données. Pour plus d'informations sur les problèmes de qualité liés aux données relatives à la mortalité, se reporter à l'annexe 1.

Dans le chapitre 2, un autre problème de disponibilité des données a été soulevé, qui a trait à la notification par les pays des facteurs de risque, parmi lesquels le tabagisme, la consommation d'alcool et le surpoids et l'obésité. Ce rapport s'appuie sur des estimations de l'OMS pour ces indicateurs, car les informations à leur sujet sont rares dans la base de données européenne de la Santé pour tous. Cela tient sans doute au fait que les pays tardent à communiquer leurs chiffres à l'OMS, et qu'il n'existe pas de données régulières disponibles au niveau local. Bien que les estimations constituent en soi une source intéressante d'information, elles sont généralement calculées pour un ou quelques instants précis dans le temps et ne peuvent donc pas être utilisées pour suivre des tendances à plus long terme. Une politique qui s'inscrit dans le temps telle que Santé 2020 exige des données relatives aux tendances qui soient fiables et à jour pour que ses effets puissent être suivis. Cela vaut tout particulièrement pour les facteurs de risque : les données montrent que ce sont eux qui se modifient le plus vite sous l'effet des politiques, et ce, bien avant que l'on puisse détecter une évolution des chiffres, par exemple de la mortalité. Les stratégies nationales en matière d'information sanitaire devraient donc prévoir des enquêtes périodiques par entretiens sur la santé, et les systèmes d'information sanitaire devraient avoir les moyens de réaliser ces enquêtes et d'analyser les résultats.

Suivi des inégalités dans le domaine de la santé

Le suivi des inégalités dans le domaine de la santé implique deux types d'activité. La première concerne le calcul des indicateurs généraux des inégalités en matière de santé, tels que la répartition des revenus ou le pourcentage de la population non scolarisé dans le cycle secondaire. La deuxième concerne la ventilation des indicateurs dans les catégories de la mortalité, de la morbidité, des facteurs de risque, etc. Ces indicateurs sont décomposés en éléments plus petits sur la base de critères déterminants pour l'inégalité, qui stratifient la population selon l'âge, le sexe, le niveau d'instruction et le revenu. La stratification géographique des données peut également être utile pour évaluer les inégalités en matière de santé[3].

Cette double approche (reposant sur l'utilisation d'indicateurs généraux et d'indicateurs ventilés) est appliquée au suivi des progrès accomplis par rapport à la cible de Santé 2020 relative à la réduction des inégalités en matière de santé liées aux déterminants sociaux dans la Région. Toutefois, les données ventilées sont rares au niveau international.

Données ventilées et établissement de liens entre les sources de données

Le manque de données ventilées dans les bases de données internationales qui sont utilisées pour suivre les inégalités en matière de santé est problématique, mais l'obtention de telles

---

[3] Voir, par exemple, les atlas de l'OMS sur l'équité en matière de santé *(129)*.

données est une tâche assez contraignante. Ainsi, il existe des problèmes sur le plan de la fréquence et de la régularité des enquêtes sanitaires nationales par entretiens. Ces enquêtes contiennent des informations sur les variables générales et les variables de santé pour chaque personne interrogée, et, à ce titre, elles constituent une source importante d'indicateurs ventilés.

Outre les données autodéclarées, les autres informations – telles que les données relatives aux soins hospitaliers ou primaires – devraient être ventilées pour garantir un suivi complet des inégalités en matière de santé. Il faut pour cela relier les sources de données au niveau individuel à d'autres sources contenant les variables générales nécessaires en vue de la ventilation. Un important travail reste à accomplir si l'on veut que les systèmes nationaux d'information sanitaire y parviennent. Un numéro d'identification personnelle unique, largement appliqué, devrait être privilégié, car il permettrait d'établir facilement des liens entre les sources de données. À défaut, d'autres identifiants (date de naissance ou code postal, par exemple) pourraient être utilisés pour relier les informations contenues dans différentes bases de données. Cela implique le recueil systématique d'identifiants, avec des niveaux élevés de couverture.

Un cadre juridique efficace devrait être en place parallèlement à ces exigences techniques. Les spécialistes de la santé publique ont attiré l'attention sur le fait que la révision actuelle de la législation de l'Union européenne applicable pouvait sérieusement compromettre la capacité de relier entre eux d'importants ensembles de données aux fins du suivi de l'état de santé de la population au niveau individuel. Des préoccupations ont été exprimées à la suite de l'adoption, par le Parlement européen, d'amendements à la première proposition de la Commission relative à une nouvelle réglementation générale européenne sur la protection des données *(130)*. Le processus de révision se poursuit et, au moment de la rédaction du présent rapport, la décision finale n'avait pas encore été prise.

Les pays peuvent beaucoup apprendre les uns des autres en confrontant leurs bonnes pratiques en matière de chaînage de données. On pourra en particulier acquérir d'importantes connaissances auprès des pays nordiques, qui pratiquent depuis longtemps la recherche basée sur les registres. Récemment, un rapport de synthèse établi par le Réseau des bases factuelles en santé (HEN) a recommandé une intensification de l'échange international de bonnes pratiques, non seulement en matière de chaînage des données, mais aussi en ce qui concerne les aspects liés à l'intégration des systèmes d'information sanitaire au sens large, tels que la coordination des données et des informations provenant des différents domaines d'intervention au niveau national *(131)*.

Le groupe d'experts chargé de dispenser des conseils sur les indicateurs relatifs aux cibles de Santé 2020 a recommandé que, dans la mesure du possible, les données des indicateurs soient ventilées par origine ethnique et groupes vulnérables *(132)*. Il est très difficile de recueillir et de suivre les données sanitaires concernant certains groupes qui restent généralement à la périphérie des systèmes de santé, tels que les migrants sans papiers ; ces données ne figurent pas encore dans les recueils de données internationaux classiques. Le projet PHAME (Migration et santé publique en Europe) du Bureau régional de l'OMS pour l'Europe contribue à combler ce vide en collectant des données sanitaires sur les populations migrantes. Il collabore par exemple avec des partenaires italiens pour suivre les données relatives aux comportements en matière de santé chez les populations migrantes résidant en Italie *(133)*. L'encadré 3.2 donne un exemple de l'utilisation qui peut être faite des sources narratives de données pour permettre aux populations migrantes de s'exprimer au sujet de leur bien-être.

Des solutions novatrices devraient être mises en place pour atteindre et suivre les groupes de population en situation de vulnérabilité. Pour cela, une collaboration étroite est nécessaire avec les autres secteurs (tels que les affaires sociales), les acteurs non étatiques et les différents niveaux des pouvoirs publics (tels que les autorités locales), compte tenu de leur plus grande proximité avec les populations migrantes.

Suivi du bien-être

Comme l'a montré le chapitre 3, la définition du bien-être utilisée par l'OMS présente à la fois une dimension objective et une dimension subjective, chacune posant un certain nombre de difficultés. Le recueil de données sur le bien-être objectif soulève des questions et des problèmes déjà évoqués dans le présent chapitre concernant d'autres indicateurs objectifs. De son côté, la mesure du bien-être subjectif pose des défis différents, dont certains ont également été abordés dans le chapitre 3. Le plus important d'entre eux a trait au fait que le cadre de suivi de Santé 2020 actuel ne comprend qu'un seul indicateur du bien-être subjectif (la satisfaction par rapport à la vie). Cet indicateur constitue un point de départ pour décrire un sujet très dense et complexe. Dans la mesure où il ne figure pas dans les recueils de données classiques de l'OMS, l'Organisation dépend de tiers pour obtenir des informations à son sujet.

Un moyen efficace d'améliorer le suivi du bien-être subjectif consisterait à explorer d'autres formes de bases factuelles provenant d'un vaste éventail d'autres disciplines. Il est possible de rassembler d'abondantes informations sanitaires sur le bien-être de groupes, de communautés, voire de pays en analysant systématiquement les registres historiques, les observations anthropologiques ou d'autres formes de productions culturelles.

Suivi de l'impact plus général de Santé 2020 et de son succès

Comme nous l'avons vu au chapitre 1, un cadre comportant des cibles et des indicateurs a été élaboré en vue de suivre la mise en œuvre de la politique Santé 2020 et son impact (pour plus de détails, voir l'annexe 1). Les indicateurs correspondent à des mesures couramment effectuées, telles que la mortalité prématurée, l'espérance de vie et certains facteurs liés au mode de vie comme le tabagisme. Cependant, Santé 2020 a pour caractéristique essentielle de reposer sur une approche novatrice intégrant les nombreux changements sociétaux survenus récemment dans la Région, qui ont entraîné la reformulation des concepts et des approches relatifs à la santé décrits plus haut. Pour cette raison, Santé 2020 fait référence à de nombreux concepts – ou mesures des résultats – qui ne donnaient pas lieu auparavant à des mesures systématiques, comme :

- la transparence,
- la résilience des communautés,
- les environnements favorables,
- les environnements épanouissants,
- le sentiment d'appartenance,

- le sentiment de contrôle,
- l'approche pansociétale,
- la gouvernance participative,
- la gouvernance responsable,
- la responsabilité,
- la perspective biographique (portant sur toute la durée de vie),
- la responsabilisation,
- les systèmes de santé centrés sur la personne,
- les systèmes de santé adaptés à leurs fonctions,
- les politiques souples.

Pour rendre compte pleinement de la mise en œuvre de Santé 2020 et de son impact, il convient de ne pas se limiter aux indicateurs habituels et d'élargir la portée du suivi. À l'avenir, la difficulté sera de mesurer le degré de résilience des communautés de la Région européenne et d'évaluer l'évolution dans le temps du sentiment d'appartenance éprouvé par les populations en Europe.

Définition des concepts

Il est nécessaire de dresser l'inventaire des nouveaux concepts, en intégrant les définitions et concepts existants qui demeurent imprécis, et ce, au moins pour les besoins de la notification des données qualitatives, mais aussi, si possible, pour les mesures quantitatives. Cette tâche nécessite la participation d'experts de nombreuses disciplines, qui devront également examiner le rôle central joué par chacun de ces concepts au regard de la réussite de la mise en œuvre, ce qui pourra donner lieu à la définition de priorités dans cette liste. Tous les concepts peuvent ne pas avoir la même importance et ils ne sont pas tous mesurables de la même façon.

L'une des premières étapes décisives consistera à recenser précisément tous les travaux liés à la définition et à la mesure de ces concepts. Certains sont effectués par d'autres organismes, comme c'est le cas des travaux de la RAND Corporation sur les communautés résilientes *(134)*. D'autres concepts, tels que la « responsabilité », sont en partie mesurés par le biais de l'enquête sur Santé 2020 réalisée par le Bureau régional de l'OMS pour l'Europe dans le contexte de la cible n° 6 (encadré 2.6). L'OMS a également engagé des travaux sur les modalités de la responsabilisation *(135)* et s'attelle à la poursuite de la mise en œuvre de la perspective portant sur toute la durée de vie dans le contexte de Santé 2020 : en octobre 2015, une conférence ministérielle européenne sera organisée au Bélarus dans le but de répondre notamment aux questions suivantes :

- Qu'entend-on exactement par « perspective biographique » (ou portant sur toute la durée de la vie) ?
- Quels buts recherche-t-on en adoptant cette perspective ?
- À quelles interventions peut-on avoir recours pour atteindre ces buts ?
- Comment le processus et ses résultats peuvent-ils être mesurés et suivis ?

En dépit de ces questions ouvertes, le fait d'accorder une plus grande place à la perspective biographique nécessitera des données plus nombreuses et de meilleure qualité, ventilées en fonction de tous les groupes d'âge de la population et par sexe. Ces domaines doivent être renforcés dans les systèmes d'information sanitaire nationaux et internationaux.

En conséquence, il convient de définir des indicateurs ou des mesures qualitatives adaptés, qui soient à la fois intéressants dans le contexte de Santé 2020 et applicables au niveau régional, et de trouver des sources de données pour renseigner ces indicateurs ou mesures. Le travail d'élaboration des mesures du bien-être mené actuellement et évoqué au chapitre 3 montre bien qu'il ne s'agit pas d'une tâche insignifiante. Lorsqu'il n'existe pas de données, il peut être nécessaire d'envisager l'utilisation d'autres recueils de données. Plutôt que d'alourdir la charge de travail des pays avec de nouveaux recueils, il faut recenser les types de bases factuelles existants qui facilitent l'évaluation de la mise en œuvre. Ils relèvent notamment de domaines d'autres disciplines jusqu'à présent inexplorés, notamment des méthodes fondées sur des mesures qualitatives et la recherche narrative, dont la pertinence doit être évaluée. Ce travail doit être effectué pour tous les concepts exposés dans Santé 2020 qui n'étaient pas mesurés systématiquement auparavant. Il se traduira par de meilleures descriptions et de possibles quantifications de ces concepts et par une meilleure compréhension de leurs interdépendances et des effets de ces dernières. Le Bureau régional élabore actuellement à l'intention des États membres une proposition de mécanisme et de feuille de route concernant le suivi de l'ensemble des concepts inscrits dans la politique Santé 2020.

Un suivi qui dépasse le cadre de Santé 2020

Santé 2020 est la politique sanitaire globale de la Région européenne. À ce titre, son cadre de suivi occupe une place centrale dans les activités de l'OMS et de nombreux pays dans le domaine de l'information sanitaire. Pour autant, un champ d'application plus large et plus détaillé est nécessaire pour garantir un suivi exhaustif de la santé publique. Les indicateurs de Santé 2020 devraient être considérés comme un ensemble de marqueurs de base à conjuguer avec d'autres indicateurs relatifs à des thèmes non couverts par le cadre de suivi. De la même façon, des indicateurs plus détaillés pour certains thèmes peuvent aider à mieux comprendre les situations de certains pays. De plus, les cadres de suivi ne sont pas figés : il peut être nécessaire, par exemple, d'ajouter aux ensembles d'indicateurs existants des indicateurs relatifs à de nouvelles maladies ou à de nouveaux facteurs de risque détectés. Si l'on veut élaborer la meilleure politique fondée sur des bases factuelles, la notification des données sanitaires et l'application des connaissances sont des aspects essentiels du suivi, en plus du recueil et de l'analyse des données. Pour effectuer un suivi en dépassant le cadre de Santé 2020, plusieurs points peuvent être améliorés en ce qui concerne l'information sanitaire, et certains des plus importants et des plus urgents sont présentés ci-après.

Données relatives à la prévalence et à l'incidence des maladies

Le manque de données comparables sur la prévalence et l'incidence des maladies chroniques au niveau international est un problème bien connu, et c'est la principale raison pour laquelle il n'y a pas d'indicateurs de morbidité dans le cadre de suivi de Santé 2020. Le calcul de chiffres sûrs en termes d'incidence et de prévalence au niveau national est une tâche difficile, car il exige généralement un travail de modélisation et le croisement de différentes sources de données. Il est donc rare de disposer de chiffres réguliers et fiables dans ce domaine par pays, et, lorsqu'ils existent, ils sont souvent impossibles à comparer, car ils font apparaître des différences, au niveau national, dans l'organisation des soins de santé et dans la disponibilité et la facilité d'utilisation des sources de données.

Marqueurs biologiques et données relatives à la charge de morbidité

Les marqueurs biologiques et la charge de morbidité sont deux autres domaines importants de l'information sanitaire qui doivent être davantage développés et qui sont liés à la nécessité de disposer de données d'incidence et de prévalence comparables évoquée ci-dessus.

Les données relatives aux marqueurs biologiques sont obtenues à partir de paramètres biologiques mesurés de manière objective à la suite d'examens médicaux. À titre d'exemple, on peut citer les données sur l'hémoglobine glyquée obtenues à partir d'échantillons sanguins pour déduire la prévalence du diabète sucré dans la population générale. Si les sources administratives classiques ou les enquêtes sanitaires par entretiens peuvent être utilisées pour étudier la prévalence des cas diagnostiqués, les échantillons sanguins représentatifs de la population permettent de déterminer la prévalence des cas non diagnostiqués.

Les études sur la charge de morbidité apportent des éclairages intéressants sur la santé publique qui ne peuvent pas être obtenus uniquement par l'évaluation de sources uniques de données sur la mortalité et la morbidité. Elles impliquent de calculer le nombre d'années de vie corrigées de l'incapacité, qui conjugue les années de vie perdues du fait d'une mortalité prématurée et les années vécues avec une incapacité. Ce calcul permet de comparer la charge de morbidité, quels que soient les maladies et les facteurs de risque, à différents moments et en différents endroits. Toutefois, la réalisation d'une telle étude pose de multiples problèmes, et le calcul des niveaux de charge de morbidité exige une quantité importante de données et des compétences spécialisées. L'expérience de plusieurs pays qui élaborent aujourd'hui leurs propres études sur la charge de morbidité peut contribuer à la généralisation de ces études dans l'ensemble de la Région. Dans cette optique, le Bureau régional de l'OMS pour l'Europe apporte son soutien aux pays en collaborant étroitement avec l'*Institute of Health Metrics and Evaluation* de Seattle, aux États-Unis, en favorisant les activités de renforcement des capacités, en examinant les sources de données et les résultats obtenus, et en encourageant l'utilisation de ces résultats aux fins d'une prise de décisions éclairée en matière de politiques.

Notification des données sanitaires et application des connaissances

Le suivi de la situation sanitaire ne se résume pas à l'analyse de données et d'indicateurs : il est tout aussi important de veiller à la bonne utilisation des informations sanitaires dans le cadre de l'élaboration des politiques. À cet égard, la manière dont ces informations sont communiquées, y compris sur le plan de la création de contenus, des qualités rédactionnelles et de la conception, est un élément important. Bien qu'un consensus soit en train de s'instaurer sur la notion de notification efficace des données sanitaires, il est fréquent que l'on manque encore de bases factuelles centralisées et solides. Une mise en commun plus large et plus systématique des expériences des pays permettrait d'accomplir d'importants progrès en vue de remédier à ce problème. Ainsi, la Suède a réussi à mettre en place un cycle sous-national très efficace de publication de rapports sur la qualité des soins de santé, qui s'est traduit par des actions politiques rapides et efficaces (encadré 4.1).

Dans le domaine de l'application des connaissances, il reste d'importantes possibilités pour mettre en place, dans les pays, des mécanismes durables permettant de faire en sorte que les données de la recherche en santé soient plus systématiquement utilisées dans le cadre de l'élaboration des politiques (voir les informations sur le Réseau pour des politiques inspirées de bases factuelles, dans la suite de ce chapitre).

Prévision

Les exercices de prévision ou de prévoyance nécessitent de nombreuses sources de données, des modèles intégratifs et des scénarios qualitatifs établis sur la base de discussions avec des responsables politiques, des membres de la population et d'autres acteurs concernés, ainsi qu'une notification ciblée. D'après les responsables politiques, l'un des critères importants, pour les rapports sur la santé, est de s'inscrire dans une perspective d'avenir *(136)*. Or, les informations prévisionnelles en sont souvent absentes, car l'établissement de pronostics fiables et valables requiert des ressources importantes et des compétences spécialisées. Il existe donc d'immenses possibilités de conjuguer les forces et de comparer les expériences en matière de prévision dans la Région, comme l'illustre l'exemple des travaux novateurs menés aux Pays-Bas sur les scénarios qualitatifs (encadré 4.2).

Vers un système d'information sanitaire unique pour l'Europe

Le Bureau régional de l'OMS pour l'Europe, la Commission européenne et l'OCDE ont des missions et des activités différentes en ce qui concerne l'information sanitaire, mais ces activités se recoupent en partie et les trois organisations coopèrent étroitement en vue d'une meilleure harmonisation. Le projet commun de recueil de données sur les statistiques relatives aux aspects non monétaires des soins de santé est un bon exemple de leur collaboration. En 2010, l'intention de renforcer la coopération internationale relative

---

Encadré 4.1.
Amélioration de la qualité des soins grâce à la publication de rapports destinés au public au niveau sous-national en Suède

Contexte

Le Conseil national de la santé et de la protection sociale est chargé de publier en toute transparence des évaluations basées sur des indicateurs concernant le respect des recommandations nationales en matière de qualité et d'efficacité des soins de santé en Suède ainsi que des comparaisons sous-nationales. Depuis près de 10 ans, le pays rédige des rapports sur les soins de santé, la santé publique et l'aide sociale et les met à la disposition du public en vue d'une amélioration des performances. Les comparaisons sous-nationales sont réalisées en collaboration avec l'association suédoise des autorités locales et des régions, et elles sont mises à jour et publiées tous les ans. En Suède, les comtés et les communes sont chargés du financement et de la gestion des soins de santé et des services sociaux. Parmi les conditions qui ont été déterminantes pour le développement de la publication de rapports figurent l'utilisation d'un numéro d'identification personnel pour chaque patient dans chaque registre et l'accès aux données : à la fois aux registres obligatoires recensant les données sanitaires et sociales,

et aux registres non obligatoires, créés par des professionnels, sur la qualité des soins. Ces registres relatifs à la qualité des soins reçoivent un financement substantiel des pouvoirs publics depuis quelques années, d'où un accroissement de leur utilisation.

Les facteurs de réussite essentiels

Jusqu'à présent, les efforts déployés en faveur de la publication de rapports ont été couronnés de succès. La qualité et l'optimisation des services sont au programme de l'action sanitaire à mener, et les résultats mesurés par les indicateurs se sont améliorés dans le temps. Plusieurs facteurs de réussite essentiels ont été recensés :

- la confiance entre les acteurs,
- l'acceptation par les professionnels des résultats communiqués,
- la conscience que la mise en place d'un tel cycle de notification est une tâche longue et complexe,
- l'importance accordée à la qualité, aux recommandations, à la médecine factuelle, à l'équité et à l'amélioration du

travail plutôt qu'aux mesures d'incitation financière,
- la mobilisation et l'accueil favorable des comtés et des communes,
- l'utilisation des données par les organisations locales pour commencer le travail d'amélioration.

La publication de rapports exige un important travail de communication et de coordination destiné à créer un climat de confiance et à susciter l'adhésion. Il est important d'insister sur les questions de qualité, les efforts d'amélioration et l'accès aux données ; en revanche, l'utilisation d'indicateurs dans le cadre d'incitations financières n'est pas recommandée. Les comtés, les communes et les prestataires de soins locaux doivent être mis à contribution et avoir des connaissances sur les techniques d'amélioration et sur l'utilisation des données pour mettre en œuvre des initiatives dans ces domaines. La publication de rapports est l'un des nombreux outils utiles permettant d'améliorer l'information sanitaire, et elle devrait être conjuguée à d'autres outils, tels que les méthodes qualitatives.

à l'information sanitaire a été officiellement approuvée dans la déclaration conjointe du Bureau régional et de la Commission européenne, qui acceptaient d'œuvrer en faveur d'un système unique et intégré d'information sanitaire en Europe *(126)*. L'OCDE s'est jointe à cette initiative en 2012.

Depuis la déclaration conjointe, des mesures ont été prises pour créer ce système et les organismes ont établi ensemble une feuille de route qui dessinait les contours des activités séparées et communes en matière d'information sanitaire. La phase suivante devrait porter sur l'harmonisation de ces activités. La coopération internationale est accueillie très favorablement par les pays, qui réclament depuis longtemps un allègement de la charge liée à la communication des données, une utilisation plus rationnelle des ressources en matière d'information sanitaire et une réduction des disparités entre les statistiques contenues dans les différentes bases de données internationales.

Encadré 4.2.
Un exemple de prévoyance aux Pays-Bas : les perspectives sanitaires

En 2014, l'Institut national néerlandais pour la santé publique et l'environnement (RIVM) a publié un rapport sur la situation et les prévisions en termes de santé publique intitulé « Des Pays-Bas en meilleure santé ». En vue de ce rapport, un scénario tendanciel (ou « *business-as-usual* ») avait été élaboré en projetant les futures tendances les plus importantes en matière de santé publique, et en partant du principe qu'il n'y aurait pas de nouvelle politique ou que les politiques existantes ne seraient pas renforcées. Ce scénario a fait apparaître une hausse des dépenses de santé, une augmentation du nombre de personnes atteintes de longues maladies et la persistance des inégalités de santé. Conscient que le classement de ces questions par ordre de priorité dépendait de valeurs et de normes politiques et sociétales, l'institut RIVM a lancé un processus participatif élaboré destiné à faire émerger une intelligence collective des parties concernées et des spécialistes. Il en a résulté quatre défis sociétaux pour la santé publique et les soins de santé néerlandais à l'avenir :

- maintenir les gens en bonne santé aussi longtemps que possible et guérir rapidement les maladies ;
- soutenir les populations vulnérables et rendre possible la participation sociale ;
- favoriser l'autonomie et la liberté de choix des individus ;
- faire en sorte que les soins de santé restent abordables.

Quatre perspectives sur la santé ont ainsi été dégagées, illustrées par de petits récits inspirés de ces vues normatives de la santé future, chacun traitant de l'un des quatre défis, et intitulés « être en excellente santé », « la santé est l'affaire de tous », « prendre en main sa santé » et « la santé pour la prospérité ». Les quatre perspectives traduisent clairement la diversité des points de vue, dans lesquels des notions telles que la santé, la prévention et les soins de santé revêtent à chaque fois des sens différents. Dans la première, par exemple, la santé s'entend surtout comme l'absence de maladie, alors que, dans la deuxième, le diagnostic clinique est moins important car la participation sociale est l'aspect fondamental.

Afin de recenser les corrélations possibles entre les quatre perspectives, l'institut RIVM a organisé quatre réunions d'experts consacrées à l'examen des conséquences que la mobilisation autour de chaque changement sociétal pourrait avoir sur les trois autres. Cette méthode a été élaborée dans le but de déterminer dans quels domaines des retombées positives pourraient se produire et des liens productifs pourraient se créer entre les perspectives. Elle devait également permettre d'identifier les domaines où l'on pourrait constater des conséquences indirectes négatives et où des choix politiques ou autres et des efforts plus soutenus seraient nécessaires. Grâce à la prise en compte anticipée de ces synergies et de ces divergences, des opportunités et des options stratégiques ont pu être recensées pour les politiques néerlandaises en matière de santé publique et de soins de santé *(137)*.

Certes, le but recherché est d'évoluer vers un système plus cohérent pour l'Europe, mais cela ne signifie pas que toutes les activités des trois organisations dans le domaine de l'information sanitaire seront entièrement regroupées ; chaque organisation a un mandat qui lui est propre et doit mener ses activités en conséquence. Il semble néanmoins raisonnable, comme première étape vers cet objectif, de définir un ensemble entièrement harmonisé d'indicateurs de base en s'appuyant sur un même recueil de données et sur des méthodes communes. De plus, il existe à court et à moyen terme d'immenses possibilités de renforcement de la coopération et de l'harmonisation en ce qui concerne la mise en commun des connaissances et les activités de développement dans le domaine de l'information sanitaire, ainsi que pour ce qui est de l'élaboration de rapports sur la santé.

Nouvelles approches relatives aux informations et bases factuelles sur la santé

Pour optimiser le suivi dans le cadre de Santé 2020 et au-delà, il convient de s'atteler aux problèmes liés aux recueils de données existants et à la nécessité de disposer de nouvelles informations et bases factuelles. Les populations changent, les concepts de la santé publique évoluent et les politiques avancent : les systèmes d'information sanitaire doivent s'adapter à ces changements sociétaux. Pour répondre aux besoins en termes d'informations et de bases factuelles en santé pour le XXIe siècle, il faut disposer de systèmes solides, équilibrés et cohérents qui produisent des statistiques sanitaires de base dans des délais appropriés et de manière régulière.

En même temps, ces systèmes devront être suffisamment souples pour s'adapter aux nouveaux besoins liés aux politiques et intégrer des méthodes novatrices en matière d'informations et de bases factuelles en santé. Ces éléments semblent décisifs pour répondre aux nouveaux besoins évoqués dans ce chapitre : la mesure de la santé et du bien-être s'effectue à l'aide de mesures subjectives et de données qualitatives plutôt qu'avec les données traditionnelles quantitatives et fondées sur les registres qui servent aux statistiques sanitaires de base. Par conséquent, il se peut que l'on ait à constituer de nouveaux recueils de données ; mais aussi, et c'est peut-être plus important, on prend conscience de la nécessité de réfléchir à d'autres sources de données que les sources classiques et à de nouvelles méthodes d'évaluation et d'interprétation des données existantes. Comme cela a été expliqué au chapitre 3, ces approches novatrices offrent des possibilités très prometteuses en termes d'accès aux informations sur le bien-être d'une population. En outre, elles peuvent mieux faire comprendre les caractéristiques de la morbidité et les comportements de santé, par exemple en ajoutant de nouveaux angles de vue et en jetant une lumière nouvelle sur les statistiques sanitaires de base (encadré 4.3).

L'apparition des nouvelles méthodes de recueil et d'analyse des informations et des bases factuelles sur la santé est étroitement liée au développement des technologies de l'information et de la communication qui facilitent les améliorations apportées aux soins cliniques, permettent aux patients d'accéder plus facilement

---

Encadré 4.3.
Possibilités offertes par le « big data » en termes de surveillance des maladies non transmissibles

Contexte

Le big data est l'une des récentes innovations technologiques dans le domaine de la santé qui offre manifestement la possibilité d'obtenir des connaissances par le biais d'un processus de découverte reposant sur les apports de sources d'information classiques ou non. Le terme « big data » est généralement désigné par « quatre V » : des données représentent un énorme volume qui s'écoule à grande vitesse dans des formats structurés et non structurés variés et se caractérisent par une véracité variable. Une réunion technique consacrée à l'utilisation du big data et des médias sociaux aux fins de la surveillance des maladies non transmissibles a été organisée conjointement par le Bureau régional de l'OMS pour l'Europe et l'initiative Global Pulse des Nations Unies en septembre 2013. L'objectif était d'étudier le recours possible aux nouvelles sources de données – notamment aux médias sociaux, aux traces numériques laissées dans les activités quotidiennes et aux masses de données des dossiers médicaux informatisés rendus anonymes – dans le but de compléter les moyens classiques de recueil de données pour les besoins de la surveillance des maladies non transmissibles.

Résultats

Les données des médias sociaux offrent la possibilité d'évaluer les attitudes et les comportements ayant un effet sur la santé sous l'angle des maladies non transmissibles et de leurs facteurs de risque, ce qui peut être utile pour mesurer les tendances et pour mieux comprendre les points de vue du public sur d'importants sujets, afin de guider les politiques et les campagnes de santé publique. Les données provenant des traces numériques (liées à l'utilisation de téléphones portables, aux achats dans des supermarchés ou aux transactions effectuées à l'aide de cartes de crédit) peuvent apporter un éclairage nouveau sur certains aspects des données sanitaires existantes (dont les habitudes d'achats alimentaires ou autres et leur évolution) et donner accès à des informations concernant des segments de population sur lesquels il peut être difficile d'enquêter par les méthodes classiques de surveillance de la santé. Les systèmes de dossiers médicaux informatisés fournissent des données passives en temps continu, ce qui permet l'observation de résultats médicaux à court terme et de tendances des maladies à long terme, pour un suivi pratiquement en temps réel. Les réserves et restrictions courantes au sujet de l'utilisation du big data concernent la confidentialité et la propriété des données, les biais de population, l'absence de normalisation et les limites en termes d'établissement de relations de cause à effet.

Conclusions

Les masses de données provenant des médias sociaux, des traces numériques et des autres nouvelles sources ont montré qu'elles pouvaient avantageusement compléter les données sur les maladies non transmissibles, notamment parce qu'elles peuvent être collectées de manière efficiente et qu'elles permettent d'atteindre différents groupes de population. Il ne faut toutefois pas considérer qu'elles viennent remplacer les sources classiques dédiées à la surveillance sanitaire, mais uniquement qu'elles les complètent (138).

à leurs propres données cliniques et mettent les soins de santé à la portée d'une population plus large. Ces technologies sont souvent désignées par le terme de cybersanté. En particulier, un nombre croissant d'initiatives menées en Europe dans le domaine de la santé sur mobile et de la santé à distance définissent de nouveaux circuits de prestation de services de soins de santé et font évoluer les niveaux d'accessibilité au système de soins. Afin de favoriser la mise en œuvre de la santé sur mobile, l'OMS et l'Union internationale des télécommunications ont créé l'initiative « Be He@lthy, Be Mobile » (La mobilité, c'est la santé) *(139)*, un partenariat historique visant à déployer à grande échelle des technologies mobiles efficaces et peu onéreuses pour lutter contre les maladies non transmissibles et à les proposer dans différents contextes nationaux. Cette initiative s'intéresse à l'utilisation des technologies mobile et sans fil en tant que vecteur pour un ou plusieurs projets ciblant des maladies non transmissibles choisies comme prioritaires par le pays (et portant, par exemple, sur l'arrêt du tabac, le diabète, le bien-être ou l'alimentation), et elle a des retombées positives et mesurables en termes d'accès à différents groupes de population.

D'après les données disponibles, les services de cybersanté sont en train de s'imposer rapidement dans tous les pays européens ; on peut citer plusieurs exemples de déploiement de technologies en vue du traitement et du suivi à distance de patients à domicile, en vue d'activités ciblées de promotion de la santé, et en tant que plateforme de communication aux fins de la coopération des citoyens avec le secteur des soins de santé. L'adoption de ces nouveaux modèles de prestation de services de soins de santé s'accompagne de nouvelles possibilités d'obtention et d'analyse d'informations sanitaires, mais aussi de nouvelles exigences relatives à la disponibilité, à la sécurité et à la confidentialité des informations ainsi qu'à leur nécessaire harmonisation pour les besoins des soins de santé.

Nécessité d'une coopération internationale

De toute évidence, une large collaboration internationale est nécessaire pour relever efficacement et durablement les défis posés par l'information sanitaire qui sont exposés dans le présent rapport. L'harmonisation, la coopération et la mise en commun des connaissances, des expériences et des bonnes pratiques sont essentielles. Elles entraîneront un renforcement des systèmes nationaux d'information sanitaire, d'où une amélioration des recueils de données au niveau international.

En travaillant ensemble au développement du système intégré d'information sanitaire unique pour l'Europe, le Bureau régional de l'OMS pour l'Europe, la Commission européenne et l'OCDE reconnaissent la nécessité de cette coopération internationale. Les pays doivent néanmoins guider la réalisation de cette entreprise, qui servira de base aux politiques au niveau national comme international. L'avis spécialisé des instituts de santé publique, des offices statistiques et des universitaires, en plus de celui des pouvoirs publics, est essentiel.

L'Initiative européenne de l'information sanitaire (EHII)

L'Initiative européenne de l'information sanitaire est un réseau de l'OMS qui se consacre à faire progresser la santé des populations de la Région européenne en améliorant les informations sur lesquelles reposent les politiques. Avec le ministre néerlandais de la Santé, de la Protection sociale et des Sports, le Bureau régional de l'OMS pour l'Europe a lancé cette initiative en 2012 pour mettre en place un vaste ensemble de partenaires dans toute la Région. Les membres de l'initiative sont les États membres, les centres collaborateurs de l'OMS, les réseaux d'information sanitaire et d'autres acteurs concernés. Par ailleurs, la Commission européenne et l'OCDE apportent leur soutien à l'Initiative et ont assisté à la première réunion de son groupe directeur en mars 2015.

L'Initiative européenne de l'information sanitaire exerce des activités dans les six principaux domaines suivants, présentés plus en détail ci-après :

- la production d'informations sur la santé et le bien-être, l'accent étant mis sur les indicateurs,
- l'amélioration de l'accès à l'information sanitaire et de la diffusion de celle-ci,
- le renforcement des capacités,
- le renforcement des réseaux d'information sanitaire,

- l'aide à l'élaboration de stratégies en matière d'information sanitaire,
- la communication et la sensibilisation.

1. Production d'informations sur la santé et le bien-être, l'accent étant mis sur les indicateurs

Le chapitre 3 du présent rapport est consacré à l'énoncé des priorités pour le premier de ces principaux domaines d'action. Il convient par ailleurs de s'intéresser aux mesures quantifiables des concepts de Santé 2020 qui n'étaient pas systématiquement mesurés auparavant, tels que la résilience des communautés, la responsabilisation et les environnements favorables. Outre cette activité novatrice, l'Initiative européenne de l'information sanitaire soutient les travaux sur les recueils de données existants et a planifié une évaluation de la base de données européenne de la Santé pour tous.

2. Amélioration de l'accès à l'information sanitaire et de la diffusion de celle-ci

L'un des outils les plus importants à cet égard est le portail de l'OMS pour les informations et bases factuelles sur la santé, accessible depuis le site Web du Bureau régional de l'OMS pour l'Europe (figure 4.1). Ce guichet unique facilite l'accès à l'information sanitaire et aux bases factuelles européennes utiles aux politiques. Si l'infrastructure technique de base du portail a été mise en place, il est nécessaire de nouer des liens avec des réseaux d'experts et des groupes de recherche afin qu'ils partagent la responsabilité du contenu de certaines parties du portail. L'actualisation du contenu (qui constitue toujours la principale difficulté de ce type d'initiative) ne peut pas être assurée sans la participation des principaux groupes de spécialistes de la santé publique de la Région.

Lors du développement de ce deuxième domaine d'action, il conviendra également de veiller en priorité à faciliter l'échange de données d'expérience au niveau national. On pourra à cet effet avoir recours à la nouvelle revue du Bureau régional consacrée à la santé publique et aux politiques, *Public Health Panorama*. Cette revue fait partager les expériences des pays en matière d'élaboration et de mise en œuvre des politiques de santé, en facilitant l'échange d'idées entre les parties occidentale et orientale de la Région. Les contributions sont acceptées en russe et en anglais et tous les articles sont publiés dans ces deux langues.

Le Réseau des bases factuelles en santé (HEN) est une autre plateforme essentielle au regard de l'amélioration de l'accès à l'information sanitaire et de la diffusion de celle-ci. Il fournit des bases factuelles sous différentes formes, par exemple des synthèses et rapports de synthèse, afin d'aider à la prise de décisions *(28)*.

3. Renforcement des capacités

L'Université d'automne de l'OMS sur l'information et les bases factuelles en santé pour l'élaboration de politiques, qui a lieu chaque année (figure 4.1), constitue une première étape importante, dans ce domaine clé, sur la voie de l'amélioration des connaissances et des compétences en matière d'information sanitaire dans la Région. Cependant, il existe des besoins considérables en termes de formation et de soutien et les activités dans ce domaine doivent être renforcées, par exemple en ce qui concerne le codage des causes de décès et l'évaluation de la qualité des données y afférentes, ainsi que le suivi des inégalités de santé. Pour répondre à ces besoins, l'OMS continuera d'organiser des ateliers multinationaux en étroite concertation avec les États membres. Ces ateliers devront cibler des besoins précis et les pays continueront à recevoir un appui par le biais des accords bilatéraux.

Pour stimuler le renforcement des capacités, il est également essentiel d'élaborer des supports de formation et des modules d'apprentissage de qualité, qui pourront être mis à disposition sur le portail de l'OMS pour les informations et bases factuelles sur la santé dans le but de développer l'expertise. Les professionnels de l'information sanitaire pourront travailler directement avec ces supports, et les personnes participant aux ateliers de l'OMS pourront les utiliser pour organiser ensuite d'autres ateliers dans leurs pays. La documentation sera proposée au moins en anglais et en russe, ce qui facilitera son utilisation dans l'ensemble de la Région.

4. Renforcement des réseaux d'information sanitaire

L'Initiative européenne de l'information sanitaire s'emploie à favoriser la mise en place d'autres réseaux multinationaux, qui permettent aux participants d'échanger facilement les enseignements tirés de leurs expériences et de conjuguer leurs forces tout en s'attaquant à des problèmes communs liés à l'information sanitaire. À ce titre, ces réseaux contribuent à l'amélioration et à la pérennisation des systèmes d'information sanitaire nationaux et internationaux. Le Réseau d'information sanitaire des républiques d'Asie centrale (CARINFONET), qui a été rétabli en juin 2014 et bénéficie du soutien du Bureau régional de l'OMS pour l'Europe, en est un exemple. Il favorisera le recueil, l'utilisation et la diffusion en temps opportun d'informations exactes. Il aidera les responsables de l'élaboration des politiques sanitaires des pays d'Asie centrale à suivre les tendances en matière de santé, de maladie et de bien-être sur leur territoire et celui de leurs voisins. Pour une efficacité et une harmonisation maximales des activités liées à l'information sanitaire dans toute la Région, il faudrait que les activités de ces réseaux soient en adéquation avec les autres principaux domaines d'action de l'EHII.

Le Réseau européen pour des politiques inspirées de bases factuelles (EVIPNet), qui encourage l'utilisation systématique des résultats de la recherche en santé dans le cadre de l'élaboration des politiques, est un autre réseau essentiel sur lequel repose l'initiative EHII. Lancé dans la Région européenne en octobre 2012, il encourage la mise en place, au niveau national, d'équipes comprenant des décideurs politiques, des chercheurs et des représentants de la société civile. Celles-ci facilitent l'élaboration et la mise en œuvre de politiques en recourant aux meilleures bases factuelles disponibles aux niveaux mondial et local. EVIPNet renforce les capacités des pays à mettre en place des mécanismes permettant de traduire les bases factuelles en politiques, par exemple en élaborant des synthèses scientifiques et en les exploitant pour les besoins des politiques et des dialogues politiques. Au moment de la rédaction du présent rapport, le réseau EVIPNet se composait de 13 pays de la Région européenne situés en Europe orientale et en Asie centrale, dont quatre expérimentent sa méthode. Dans la mesure où tous les pays de la Région ont besoin d'élaborer des politiques fondées sur des bases factuelles, le réseau EVIPNet et l'Initiative européenne de l'information sanitaire auront pour objectif important de s'étendre, notamment, aux pays de l'ouest de l'Union européenne, leur donnant ainsi la possibilité de tirer des enseignements de l'expérience des pays pilotes.

5. Aide à l'élaboration de stratégies en matière d'information sanitaire

Le cinquième principal domaine d'action de l'EHII est celui de l'aide à l'évaluation des systèmes et à l'élaboration de stratégies. Il est rare que les systèmes nationaux d'information sanitaire reposent sur une stratégie spécifique et bénéficiant d'un large soutien. Ils tendent au contraire à s'apparenter à un agglomérat d'activités et de parties prenantes diverses, qui n'ont pas de vision commune et ne partagent pas d'objectifs de développement. Par conséquent, les décisions relatives à la réduction ou au développement des activités dans le domaine de l'information sanitaire sont prises au cas par cas, au lieu d'être guidées par une stratégie d'ensemble qui fixe les priorités des activités actuelles et futures. De plus, les besoins en information sanitaire peuvent souvent représenter des contraintes importantes pour les systèmes, d'où la difficulté de dresser un tableau complet de la situation et de définir des priorités.

Afin d'améliorer cette situation, le Bureau régional de l'OMS pour l'Europe et un groupe d'experts spécialement constitué ont mis au point un outil en vue d'apporter un soutien aux pays (figure 4.1) *(140)*. Inspiré des travaux du Réseau de métrologie sanitaire de l'OMS, cet outil aide les pays à évaluer les systèmes d'information sanitaire et à élaborer et renforcer leurs stratégies. Une fois qu'ils se seront familiarisés avec lui, il leur incombera de le façonner et de l'actualiser, mais aussi de l'enrichir par des exemples de bonnes pratiques. Le portail de l'OMS pour les informations et bases factuelles sur la santé serait un excellent moyen de diffuser ces outils complémentaires.

6. Communication et sensibilisation

Le dernier des six principaux domaines d'action concerne la communication sur les produits de l'initiative EHII, afin d'optimiser leur utilisation, et sur l'initiative elle-même, afin d'informer les acteurs de l'information sanitaire et de développer le réseau. Une stratégie de communication et de sensibilisation portant sur ces deux éléments est en cours d'élaboration. Elle prévoira des activités telles que la création du site Web de l'initiative, l'élaboration d'un plan relatif à l'utilisation structurelle du portail de l'OMS pour les informations et bases factuelles sur la santé comme principal instrument de diffusion des produits de l'initiative, et la présentation de celle-ci dans le cadre de différentes manifestations.

La recherche-développement en matière d'information sanitaire : prochaines étapes

L'adaptation des systèmes d'information sanitaire aux réalités du XXIe siècle nécessitera un regain d'efforts. Les recueils de données existants doivent être renforcés et améliorés, et des mesures et

Figure 4.1.
Principaux domaines d'action de l'Initiative européenne de l'information sanitaire (EHII) et exemples d'activités passées et en cours dans chacun de ces domaines

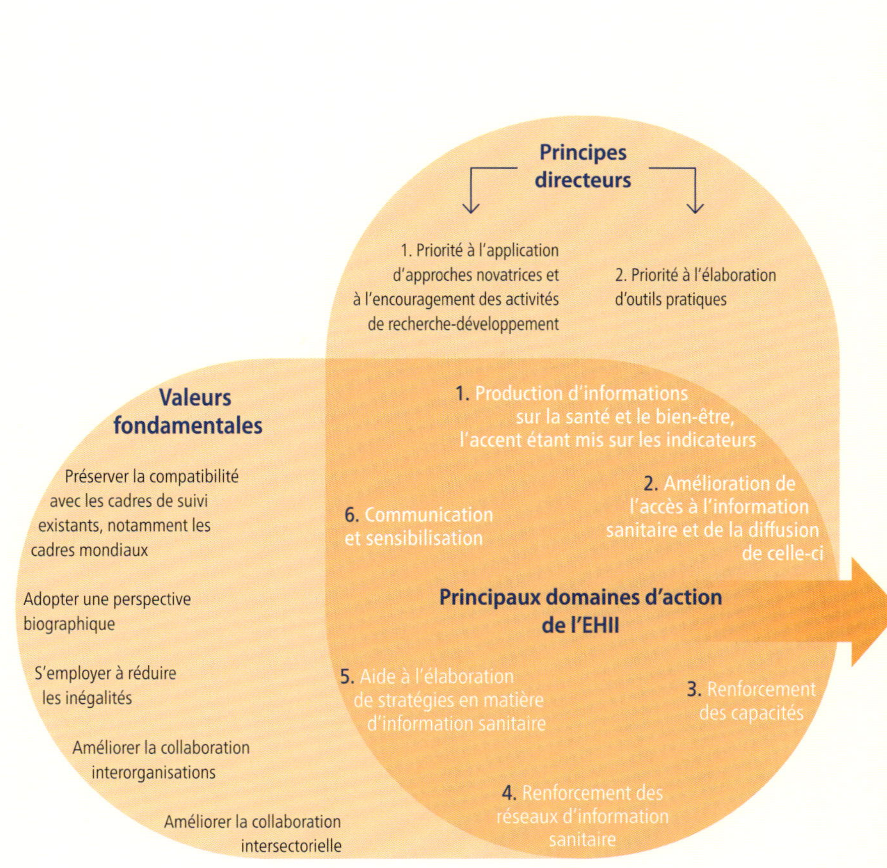

approches novatrices doivent être imaginées. Des interventions doivent être menées dans les six principaux domaines d'action de l'Initiative européenne de l'information sanitaire et à différents niveaux (par exemple, dans le cadre de relations bilatérales entre l'OMS et les États membres, de réseaux multinationaux et de collaborations entre les acteurs internationaux). Elles s'appuieront sur les travaux déjà réalisés dans ce domaine.

Les États membres, avec le Bureau régional de l'OMS pour l'Europe et les autres parties prenantes, doivent déterminer les priorités en matière de recherche-développement sur l'information sanitaire pour la Région européenne au cours des prochaines années. L'EHII devrait jouer un rôle moteur sur ce plan, en assurant la cohérence et la coordination entre les différentes activités portant sur l'information sanitaire dans la Région et en reliant ces activités à la mise en place du système européen unique dédié à l'information sanitaire.

L'EHII prend de l'importance, mais de nouveaux membres sont nécessaires pour renforcer le réseau et accroître sa capacité, afin d'améliorer les activités en matière d'information sanitaire dans la Région dans ses six principaux domaines d'action. La conjugaison des forces et la mise en commun des connaissances et des données d'expériences constituent le seul moyen d'améliorer l'information sanitaire de manière efficace, durable et cohérente.

Bibliographie

1.   Rapport sur la santé en Europe 2015. Les cibles et au-delà
        – atteindre les nouvelles frontières des bases factuelles : Faits
        marquants. Copenhague : Bureau régional de l'OMS pour
        l'Europe ; 2015 (http://www.euro.who.int/fr/data-and-evidence/
        european-health-report2015, consulté le 15 septembre 2015).

2.   Santé 2020 : une stratégie et un cadre politique européens
        pour le XXIe siècle. Copenhague : Bureau régional de l'OMS
        pour l'Europe ; 2013 (http://www.euro.who.int/fr/publications/
        abstracts/health-2020-a-european-policy-framework-and-
        strategy-for-the-21st-century, consulté le 15 septembre 2015).

3.   Targets and indicators for Health 2020. Version 2. Copenhagen:
        WHO Regional Office for Europe; 2014 (http://www.euro.who.
        int/en/health-topics/health-policy/health-2020-the-european-
        policy-for-health-and-well-being/publications/2014/targets-and-
        indicators-for-health-2020.-version-2, accessed 5 May 2015).

4.   Projet de cadre global mondial de suivi et cibles pour la lutte
        contre les maladies non transmissibles – Réunion formelle des
        États membres pour achever les travaux concernant le cadre
        global mondial de suivi, indicateurs compris, et un ensemble de
        cibles volontaires à l'échelle mondiale pour la lutte contre les
        maladies non transmissibles. Genève : Organisation mondiale de
        la santé ; 2013 (A66/8 ; http://apps.who.int/iris/handle/10665/150230,
        consulté le 15 septembre 2015).

5.   European Action Plan for HIV/AIDS 2012–2015. Copenhagen: WHO Regional Office for Europe; 2011 (http://www.euro.who.int/en/health-topics/communicable-diseases/hivaids/publications/2011/european-action-plan-for-hivaids-20122015, accessed 26 May 2015).

6.   Déclaration de Parme sur l'environnement et la santé. Copenhague : Bureau régional de l'OMS pour l'Europe ; 2010 (http://www.euro.who.int/fr/health-topics/noncommunicable-diseases/cancer/publications/2010/parma-declaration-on-environment-and-health, consulté le 15 septembre 2015).

7.   Base de données détaillée sur la mortalité européenne [base de données en ligne]. Copenhague : Bureau régional de l'OMS pour l'Europe ; 2014 (http://www.euro.who.int/fr/data-and-evidence/databases/european-detailed-mortality-database-dmdb2, consulté le 15 septembre 2014).

8.   GBD 2010 heat map [website]. Seattle: Institute for Health Metrics and Evaluation; 2014 (http://vizhub.healthdata.org/irank/heat.php, accessed 9 December 2014).

9.   Global status report on noncommunicable diseases 2014. Geneva: World Health Organization; 2014 (http://www.who.int/nmh/publications/ncd-status-report-2014/en/, accessed 3 February 2015).

10.   Schotte K. Trends of tobacco use prevalence in the European Region by 2025. Presentation at: Technical consultation on road map of actions to fully comply with the WHO Framework Convention on Tobacco Control, 2015–2020. Moscow: World Health Organization; 2015.

11.   Base de données européenne de la Santé pour tous, version hors ligne, avril 2014. Copenhague : Bureau régional de l'OMS pour l'Europe ; 2014.

12.   Mathers CD, Stevens GA, Boerma T, White RA, Tobias MI. Causes of international increases in older age life expectancy. Lancet. 2015;385(9967):540–8. doi:10.1016/S0140-6736(14)60569-9.

13. WHO global report: mortality attributable to tobacco. Geneva: World Health Organization; 2012 (http://www.who.int/tobacco/publications/surveillance/rep_mortality_attributable/en/, accessed 18 February 2015).

14. Convention-cadre de l'OMS pour la lutte antitabac. Genève : Organisation mondiale de la santé ; 2003 (http://www.who.int/fctc/text_download/fr/, consulté le 15 septembre 2015).

15. Gilbert A, Cornuz J. Which are the most effective and cost-effective interventions for tobacco control? Copenhagen: WHO Regional Office for Europe; 2003 (http://www.euro.who.int/en/data-and-evidence/evidence-informed-policy-making/publications/pre2009/which-are-the-most-effective-and-cost-effective-interventions-for-tobacco-control, accessed 6 January 2015).

16. Lemmens V, Oenema A, Knut IK, Brug J. Effectiveness of smoking cessation interventions among adults: a systematic review of reviews. Eur J Cancer Prev. 2008;17(6):535–44. doi:10.1097/CEJ.0b013e3282f75e48.

17. Policy. In: WHO/Europe [website]. Copenhagen: WHO Regional Office for Europe; 2015 (http://www.euro.who.int/en/health-topics/disease-prevention/tobacco/policy, accessed 14 May 2015).

18. WHO Global Information System on Alcohol and Health (GISAH) [online database]. Geneva: World Health Organization; 2014 (http://apps.who.int/gho/data/node.main.GISAH?showonly=GISAH, accessed 15 October 2014).

19. Global status report on alcohol and health, 2014. Geneva: World Health Organization; 2014 (http://www.who.int/substance_abuse/publications/global_alcohol_report/en/, accessed 10 April 2015).

20. European action plan to reduce the harmful use of alcohol 2012–2020. Copenhagen: WHO Regional Office for Europe; 2012 (http://www.euro.who.int/en/health-topics/disease-prevention/alcohol-use/publications/2012/european-action-plan-to-reduce-the-harmful-use-of-alcohol-20122021, accessed 6 May 2015).

21.   Evidence for the effectiveness and cost–effectiveness of interventions to reduce alcohol-related harm. Copenhagen: WHO Regional Office for Europe; 2009 (http://www.euro.who.int/en/publications/abstracts/evidence-for-the-effectiveness-and-costeffectiveness-of-interventions-to-reduce-alcohol-related-harm, accessed 15 May 2015).

22.   Österberg E. What are the most effective and cost-effective interventions in alcohol control? Copenhagen: WHO Regional Office for Europe; 2004 (http://www.euro.who.int/en/data-and-evidence/evidence-informed-policy-making/publications/pre2009/what-are-the-most-effective-and-cost-effective-interventions-in-alcohol-control, accessed 6 May 2015).

23.   Status report on alcohol and health in 35 European countries 2013. Copenhagen: WHO Regional Office for Europe; 2013 (http://www.euro.who.int/en/publications/abstracts/status-report-on-alcohol-and-health-in-35-european-countries-2013, accessed 15 October 2014).

24.   Global Health Observatory Data Repository [online website]. Geneva: World Health Organization; 2014 (http://apps.who.int/gho/data/node.imr.SA_0000001754, accessed 16 April 2015).

25.   Obesity. In: WHO/Europe [website]. Copenhagen: WHO Regional Office for Europe; 2015 (http://www.euro.who.int/en/health-topics/noncommunicable-diseases/obesity, accessed 5 May 2015).

26.   Déclaration de Vienne sur la nutrition et les maladies non transmissibles dans le contexte de Santé 2020. Copenhague : Bureau régional de l'OMS pour l'Europe ; 2013 (http://www.euro.who.int/fr/health-topics/noncommunicable-diseases/obesity/publications/2013/vienna-declaration-on-nutrition-and-noncommunicable-diseases-in-the-context-of-health-2020, consulté le 15 septembre 2015).

27.   Plan d'action européen pour une politique alimentaire et
        nutritionnelle 2015-2020. Copenhague : Bureau régional de
        l'OMS pour l'Europe ; 2014 (EUR/RC64/14; http://www.euro.who.
        int/fr/about-us/governance/regional-committee-for-europe/
        past-sessions/64th-session/documentation/working-documents/
        eurrc6414-european-food-and-nutrition-action-plan-20152020,
        consulté le 15 septembre 2015).

28.   Réseau des bases factuelles en santé (HEN). *In* : OMS/Europe
        [site Web]. Copenhague : Bureau régional de l'OMS pour l'Europe ;
        2015 (http://www.euro.who.int/fr/data-and-evidence/evidence-
        informed-policy-making/health-evidence-network-hen, consulté
        le 15 septembre 2015).

29.   Currie C, Zanotti C, Morgan A, Currie D, de Looze M, Roberts
        C et al., editors. Social determinants of health and well-being
        among young people: Health Behaviour in School-aged Children
        (HBSC) study: international report from the 2009/2010 survey.
        Copenhagen: WHO Regional Office for Europe; 2012 (Health
        Policy for Children and Adolescents, No. 6; http://www.euro.who.
        int/en/health-topics/Life-stages/child-and-adolescent-health/
        publications/2012/social-determinants-of-health-and-well-being-
        among-young-people.-health-behaviour-in-school-aged-children-
        hbsc-study, accessed 16 April 2013).

30.   The Z-score or standard deviation classification system. In:
        World Health Organization [website]. Geneva: World Health
        Organization; 2015 (http://www.who.int/nutgrowthdb/about/
        introduction/en/index4.html, accessed 23 April 2015).

31.   Wijnhoven TM, van Raaij JM, Spinelli A, Starc G, Hassapidou M,
        Spiroski I, et al. WHO European Childhood Obesity Surveillance
        Initiative: body mass index and level of overweight among
        6–9-year-old children from school year 2007/2008 to school year
        2009/2010. BMC Public Health. 2014;14(1):806. doi:10.1186/1471-2458-
        14-806.

32. Wijnhoven T, van Raaij J, Breda J. WHO European Childhood Obesity Surveillance Initiative. Implementation of round 1 (2007/2008) and round 2 (2009/2010). Copenhagen: WHO Regional Office for Europe; 2014 (http://www.euro.who.int/en/publications/abstracts/who-european-childhood-obesity-surveillance-initiative, accessed 6 May 2015).

33. Kelly C, Whitehead R. Dietary habits: key findings factsheet. St Andrews: Health Behaviour in School-aged Children (http://www.hbsc.org/publications/factsheets/, accessed 6 May 2015).

34. Improving environment and health in Europe: how far have we gotten? Copenhagen: WHO Regional Office for Europe; 2015 (http://www.euro.who.int/en/media-centre/events/events/2015/04/ehp-mid-term-review/publications/improving-environment-and-health-in-europe-how-far-have-we-gotten, accessed 6 May 2015).

35. Immunization Highlights 2013. Copenhagen: WHO Regional Office for Europe; 2014 (http://www.euro.who.int/en/health-topics/communicable-diseases/poliomyelitis/publications/2014/immunization-highlights-2013, accessed 6 May 2015).

36. European Vaccine Action Plan 2015–2020. Copenhagen: WHO Regional Office for Europe; 2014 (http://www.euro.who.int/en/health-topics/disease-prevention/vaccines-and-immunization/publications/2014/european-vaccine-action-plan-20152020, accessed 10 April 2015).

37. Global Polio Eradication Initiative [website]. Geneva: Global Polio Eradication Initiative; 2015 (http://www.polioeradication.org/, accessed 25 May 2015).

38. Moulsdale HJ, Khetsuriani N, Deshevoi S, Butler R, Simpson J, Salisbury D. Simulation exercises to strengthen polio outbreak preparedness: experience of the World Health Organization European Region. J Infect Dis. 2014;210 S1:S208–15. doi:10.1093/infdis/jiu120.

39. Mitis F, Sethi D. European facts and global status report on road safety 2013. Copenhagen: WHO Regional Office for Europe; 2013 (http://www.euro.who.int/en/publications/abstracts/european-facts-and-global-status-report-on-road-safety-2013, accessed 5 May 2015).

40. Racioppi F, Eriksson L, Tingvall C, Villaveces A. Preventing road traffic injury: a public health perspective for Europe. Copenhagen: WHO Regional Office for Europe; 2004 (http://www.euro.who.int/en/publications/abstracts/preventing-road-traffic-injury-a-public-health-perspective-for-europe, accessed 6 May 2015).

41. Base de données européenne sur la mortalité [base de données en ligne]. Copenhague : Bureau régional de l'OMS pour l'Europe ; 2014 (http://www.euro.who.int/fr/data-and-evidence/databases/mortality-indicator-database-mortality-indicators-by-67-causes-of-death,-age-and-sex-hfa-mdb, consulté le 15 septembre 2014).

42. Mackenbach JP, McKee M, editors. Successes and failures of health policy in Europe: four decades of divergent trends and converging challenges. Maidenhead: Open University Press; 2013 (European Observatory on Health Systems and Policies series; http://www.euro.who.int/en/about-us/partners/observatory/publications/studies/successes-and-failures-of-health-policy-in-europe.-four-decades-of-divergent-trends-and-converging-challenges, accessed 5 May 2015).

43. Data and statistics. In: WHO/Europe [website]. Copenhagen: WHO Regional Office for Europe; 2014 (http://www.euro.who.int/en/health-topics/noncommunicable-diseases/mental-health/data-and-statistics, accessed 9 December 2014).

44. Suicides. In: OECD Factbook 2013: economic, environmental and social statistics [website]. Paris: Organisation for Economic Co-operation and Development; 2013 (http://www.oecd-ilibrary.org/sites/factbook-2013-en/12/01/03/index.html;jsessionid=2rwt6olwavh8q.x-oecd-live-02?itemId=/content/chapter/factbook-2013-97-en&_csp_=bfa7a496998c3e64f37b5a1467 6aaaad, accessed 9 December 2014).

45.   Shah A. Elderly suicide rates: a replication of cross-national comparisons and association with sex and elderly age-bands using five year suicide data. J Inj Violence Res. 2011;3(2):79–83. doi:10.5249/jivr.v3i2.64.

46.   Prévention du suicide. L'état d'urgence mondial. Genève : Organisation mondiale de la santé ; 2014 (http://www.who.int/mental_health/suicide-prevention/world_report_2014/fr/, consulté le 15 septembre 2015).

47.   Tulchinsky TH, Varavikova EA. Addressing the epidemiologic transition in the former Soviet Union: strategies for health system and public health reform in Russia. Am J Public Health. 1996;86(3):313–20.

48.   Shkolnikov V, McKee M, Leon DA. Changes in life expectancy in Russia in the mid-1990s. Lancet. 2001; 357(9260):917–21.

49.   Lopez AD, Collishaw NE, Piha T. A descriptive model of the cigarette epidemic in developed countries. Tobacco Control. 1994;3:242–7.

50.   UN Inter-agency Group for Child Mortality Estimation. Levels and trends in child mortality: report 2013. New York: United Nations Children's Fund; 2013 (www.childmortality.org/index.php?r=site/index, accessed 6 May 2015).

51.   Oestergaard MZ, Inoue M, Yoshida S, Mahanani WR, Gore FM, Cousens S et al. Neonatal mortality levels for 193 countries in 2009 with trends since 1990: a systematic analysis of progress, projections, and priorities. PLoS Med. 2011;8(8):e1001080. doi:10.1371/journal.pmed.1001080.

52.   Centre de données de l'Institut de statistique de l'UNESCO [base de données en ligne]. Montréal : Organisation des Nations Unies pour l'éducation, la science et la culture ; 2014 (http://www.uis.unesco.org/Pages/defaultFR.aspx, consulté le 15 septembre 2015).

53.	Groot W, Maassen van de Brink H. What does education do to our health? Measuring the effects of education on health and civic engagement: proceedings of the Copenhagen symposium. Paris: Organisation for Economic Co-operation and Development; 2006 (http://www.oecd.org/edu/innovation-education/measuringtheeffectsofeducationonhealthandcivicengagement.htm, accessed 6 May 2015).

54.	Enfants non scolarisés. *In* : Institut de statistique de l'UNESCO [site Web]. Montréal : Institut de statistique de l'UNESCO ; 2014 (http://www.uis.unesco.org/education/pages/out-of-school-childrenFR.aspx, consulté le 15 septembre 2015).

55.	National education statistics: formal education 2013/2014. Ankara: Ministry of National Education; 2014 (http://sgb.meb.gov.tr/www/milli-egitim-istatistikleri-orgun-egitim-2013-2014/icerik/95, accessed 6 May 2015).

56.	UNICEF and UNESCO Institute for Statistics. All children in school by 2015: global initiative on out-of-school children – Turkey country study. Ankara: United Nations Children's Fund; 2012 (http://www.uis.unesco.org/Library/Pages/DocumentMorePage.aspx?docIdValue=826&docIdFld=ID&SPSLanguage=EN, accessed 9 December 2014).

57.	Tendances mondiales de l'emploi 2014 : vers une reprise sans emplois ? Genève : Organisation internationale du travail ; 2014 (http://www.ilo.org/global/research/global-reports/global-employment-trends/2014/lang--fr/index.htm, consulté le 15 septembre 2014).

58.	Evidence from previous crises. In: Health and financial crisis monitor [website]. Brussels: European Observatory on Health Systems and Policies and the Andalusian School of Public Health; 2014 (http://www.hfcm.eu/web/evidence-from-previous-crises, accessed 15 October 2014).

59.	van der Noordt M, Jzelenberg HI, Droomers M, Proper KI. Health effects of employment: a systematic review of prospective studies. Occup Environ Med. 2014;71(10):730–6. doi:10.1136/oemed-2013-101891.

60.   Active Ageing Index [online database]. Geneva: United Nations Economic Commission for Europe and European Commission; 2014 (http://www1.unece.org/stat/platform/display/AAI/Active+Ageing+Index+Home, accessed 9 December 2014).

61.   Qualitative indicators for monitoring Health 2020 policy targets. Copenhagen: WHO Regional Office for Europe; 2014 (http://www.euro.who.int/en/health-topics/health-policy/health-2020-the-european-policy-for-health-and-well-being/publications/2014/qualitative-indicators-for-monitoring-health-2020-policy-targets, accessed 6 May 2015).

62.   Joint meeting of experts on targets and indicators for health and well-being in Health 2020. Copenhagen: WHO Regional Office for Europe; 2013 (http://www.euro.who.int/en/publications/abstracts/joint-meeting-of-experts-on-targets-and-indicators-for-health-and-well-being-in-health-2020, accessed 6 May 2015).

63.   Diener E, Chan MY. Happy people live longer: subjective well-being contributes to health and longevity: health benefits of happiness. Appl Psychol Health Well-Being. 2011;3(1):1–43. doi:10.1111/j.1758-0854.2010.01045.x.

64.   Wiest M, Schüz B, Webster N, Wurm S. Subjective well-being and mortality revisited: differential effects of cognitive and emotional facets of well-being on mortality. Health Psychol. 2011;30(6):728–35. doi:10.1037/a0023839.

65.   Gallup World Poll [website]. Washington DC: Gallup; 2014 (http://www.gallup.com/services/170945/world-poll.aspx, accessed 9 December 2014).

66.   Rapport sur le développement humain 2014 – Pérenniser le progrès humain : réduire les vulnérabilités et renforcer la résilience. New York : Programme des Nations Unies pour le développement ; 2014 (http://hdr.undp.org/fr/2014-report, consulté le 15 septembre 2015).

67.   Global AgeWatch Index 2014 [online database]. London: HelpAge
       International; 2014 (http://www.helpage.org/global-agewatch/?gcl
       id=CKLXqt6C4cECFSHecgod_rMARA, accessed
       9 December 2014).

68.   OECD Better Life Initiative: compendium of OECD well-being
       indicators. Paris: Organisation for Economic Co-operation
       and Development; 2011 (http://www.oecd.org/general/
       compendiumofoecdwell-beingindicators.htm, accessed
       6 May 2015).

69.   WHO/UNICEF Joint Monitoring Programme for Water Supply
       and Sanitation [online database]. Geneva: World Health
       Organization and United Nations Children's Fund; 2014
       (http://www.wssinfo.org/, accessed 6 January 2015).

70.   The WHO-5 website [website]. Hillerød: Psykiatric Center North
       Zealand; 2015 (https://www.psykiatri-regionh.dk/who-5/Pages/
       default.aspx, accessed 30 April 2015).

71.   Diener E, Emmons RA, Larsen RJ, Griffin S. The Satisfaction
       with Life Scale. J Pers Assess. 1985;49(1):71–5. doi:10.1207/
       s15327752jpa4901_13.

72.   National Assembly 2009 – Iceland. Reykjavik: Directorate of
       Health; 2009 (http://www.thjodfundur2009.is/english/, accessed
       15 February 2015).

73.   Iceland 2020 – governmental policy statement for the economy
       and community. Reykjavik: Icelandic Government; 2011
       (http://eng.forsaetisraduneyti.is/iceland2020/, accessed 15
       February 2015).

74.   Gudmundsdóttir DG. The impact of economic crisis on
       happiness. Soc Indic Res. 2013;110(3):1083–101. doi:10.1007/s11205-011-
       9973-8.

75.   Gudmundsdóttir DG, Ásgeirsdóttir BB, Huppert FA, Sigfúsdóttir
       ID, Valdimarsdóttir UA, Hauksdóttir A. How does the economic
       crisis influence adolescents' happiness? Population-based
       surveys in Iceland in 2000–2010. J. Happiness Stud. 2015;16:1–15.
       doi:10.1007/s10902-015-9639-3.

76. Financement de la santé et couverture universelle. *In* :
     Organisation mondiale de la santé [site Web]. Genève :
     Organisation mondiale de la santé ; 2015 (http://www.who.int/
     health_financing/fr/, consulté le 15 septembre 2015).

77. Thomson S, Figueras J, Evetovits T, Jowett M, Mladovsky P,
     Maresso A et al. Economic crisis, health systems and health in
     Europe: impact and implications for policy. Copenhagen: WHO
     Regional Office for Europe; 2014 (Policy summary series, No. 12;
     http://www.euro.who.int/en/about-us/partners/observatory/
     publications/policy-briefs-and-summaries/economic-crisis,-
     health-systems-and-health-in-europe-impact-and-implications-
     for-policy, accessed 20 February 2015).

78. Kutzin J, Cashin C, Jakab M, editors. Implementing health
     financing reform: lessons from countries in transition.
     Copenhagen: WHO Regional Office for Europe; 2010 (Observatory
     studies series, No. 21, http://www.euro.who.int/en/publications/
     abstracts/implementing-health-financing-reform-lessons-from-
     countries-in-transition, accessed 6 May 2015).

79. Rapport sur la santé dans le monde. Le financement des
     systèmes de santé : le chemin vers une couverture universelle.
     Genève : Organisation mondiale de la santé ; 2010 (http://www.
     who.int/whr/2010/fr/, consulté le 15 septembre 2015).

80. Global Health Expenditure Database [online database]. Geneva:
     World Health Organization; 2014 (http://apps.who.int/nha/
     database/Home/Index/en, accessed 13 May 2015).

81. WHO, UNICEF, UNFPA, World Bank, United Nations
     Population Division. Trends in maternal mortality: 1990–2013.
     Geneva: World Health Organization; 2014 (http://www.who.
     int/reproductivehealth/publications/monitoring/maternal-
     mortality-2013/en/, accessed 6 May 2015).

82. Pressman SD, Cohen S. Does positive affect influence health?
     Psychol Bull. 2005;131:925–971.

83. Howell RT, Kern ML, Lyubomirsky S. Health benefits: meta-
     analytically determining the impact of well-being on objective
     health outcomes. Health Psychol Rev. 2007;1:83–136.

84. Koivumaa-Honkanen H, Honkanen R, Viinamäki H, Heikkilä K, Kaprio J, Koskenvuo M. Life satisfaction and suicide: a 20-year follow-up study. Am J Psychiatry. 2001;158(3):433–9.

85. Keyes CL. The mental health continuum: from languishing to flourishing in life. J Health Soc Behav. 2002;43(2):207–22.

86. Constitution de l'Organisation mondiale de la santé. Genève : Organisation mondiale de la santé ; 1948 (http://www.who.int/about/mission/fr/, consulté le 15 septembre 2015).

87. Déclaration d'Alma-Ata. Genève : Organisation mondiale de la santé ; 1978 (http://www.who.int/topics/primary_health_care/fr/, consulté le 15 septembre 2015).

88. Charte d'Ottawa pour la promotion de la santé, 1986. Copenhague : Bureau régional de l'OMS pour l'Europe ; 1986 (http://www.euro.who.int/fr/publications/policy-documents/ottawa-charter-for-health-promotion,-1986, consulté le 15 septembre 2015).

89. WHO European Healthy Cities Network. In: WHO/Europe [website]. Copenhagen: WHO Regional Office for Europe; 2015 (http://www.euro.who.int/en/health-topics/environment-and-health/urban-health/activities/healthy-cities/who-european-healthy-cities-network, accessed 1 June 2015).

90. Hiscock R, Mudu P, Braubach M, Martuzzi M, Perez L, Sabel C. Wellbeing impacts of city policies for reducing greenhouse gas emissions. Int J Environ Res Public Health. 2014;11(12):12312–45. doi:10.3390/ijerph111212312.

91. Rapport sur la santé en Europe 2012 : la quête du bien-être. Copenhague : Bureau régional de l'OMS pour l'Europe ; 2013 (http://www.euro.who.int/fr/data-and-evidence/european-health-report/european-health-report-2012, consulté le 15 septembre 2015).

92. Second joint meeting of experts on targets and indicators for health and well-being in Health 2020. Copenhagen: WHO Regional Office for Europe; 2014 (http://www.euro.who.int/en/health-topics/health-policy/health-2020-the-european-policy-for-health-and-well-being/publications/2014/second-joint-meeting-of-experts-on-targets-and-indicators-for-health-and-well-being-in-health-2020.-london,-united-kingdom,-34-april-2014, accessed 6 May 2015).

93. Measurement of and target-setting for well-being: an initiative by the WHO Regional Office for Europe; first meeting of the expert group, Copenhagen, Denmark, 8–9 February 2012. Copenhagen: WHO Regional Office for Europe; 2012 (http://www.euro.who.int/en/health-topics/health-determinants/social-determinants/activities/data-analysis-and-monitoring/measurement-of-and-target-setting-for-well-being-an-initiative-by-the-who-regional-office-for-europe/first-meeting-of-the-expert-group,-copenhagen,-denmark,-89-february-2012, accessed 6 May 2015).

94. Measurement of and target-setting for well-being: an initiative by the WHO Regional Office for Europe; second meeting of the expert group, Paris, France, 25–26 June 2012. Copenhagen: WHO Regional Office for Europe; 2012 (http://www.euro.who.int/en/publications/abstracts/measurement-of-and-target-setting-for-well-being-an-initiative-by-the-who-regional-office-for-europe, accessed 6 May 2015).

95. Landscape and cultural heritage. In: Benessere equo sostenibile [website]. Rome: Italian National Institute of Statistics (ISTAT); 2015 (http://www.misuredelbenessere.it/index.php?id=57, accessed 12 February 2015, accessed 6 May 2015).

96. OECD guidelines on measuring subjective well-being. Paris: Organisation for Economic Co-operation and Development; 2013 (http://www.oecd-ilibrary.org/economics/oecd-guidelines-on-measuring-subjective-well-being_9789264191655-en, accessed 19 February 2015).

97.   Yamaguchi S, Greenwald AG, Banaji MR, Murakami F, Chen D, Shiomura K et al. Apparent universality of positive implicit self-esteem. Psychol Sci. 2007;18(6):498–500. doi:10.1111/j.1467-9280.2007.01928.x.

98.   Kitayama S, Markus HR, Kurokawa M. Culture, emotion, and well-being: good feelings in Japan and the United States. Cogn Emotion. 2000;14(1):93–124. doi:10.1080/026999300379003.

99.   Kitayama S, Karasawa M, Curhan KB, Ryff CD, Markus HR. Independence and interdependence predict health and wellbeing: divergent patterns in the United States and Japan. Front. Psychol. 2010;1:163. doi:10.3389/fpsyg.2010.00163.

100.   Nussbaum MC. Who is the happy warrior? Philosophy poses questions to psychology. J Legal Stud. 2008;37 S2:S81–113.

101.   Diener E, Oishi S, Lucas RE. Personality, culture, and subjective well-being: emotional and cognitive evaluations of life. Annu Rev Psychol. 2003;54(1):403–25. doi:10.1146/annurev.psych.54.101601.145056.

102.   Tov W, Au E. Comparing well-being across nations: conceptual and empirical issues. In: David S, Boniwell I, Conley Ayers A, editors. Oxford handbook of happiness. Oxford: Oxford University Press; 2013:448–64.

103.   Allin P, Hand DJ. The wellbeing of nations: meaning, motive and measurement. Hoboken: Wiley; 2014.

104.   Eurofound, Bertelsmann Stiftung. Social cohesion and well-being in the EU. Dublin : Eurofound; 2014 (http://eurofound.europa.eu/publications/report/2014/quality-of-life-social-policies/social-cohesion-and-well-being-in-the-eu, accessed 12 February 2015).

105.   Hofstede G. Cultures and organizations: software of the mind: intercultural cooperation and its importance for survival. 3rd edition. New York: McGraw-Hill; 2010.

106.   Schwartz SH. Beyond individualism-collectivism: new cultural dimensions of values. Thousand Oaks, CA: Sage; 1994.

107. Trompenaars A, Hampden-Turner C. Riding the waves of culture: understanding cultural diversity in business. London: N. Brealey; 1997.

108. Inglehart R. The silent revolution: changing values and political styles among Western publics. Princeton, NJ: Princeton University Press; 1977.

109. Mesquita B, Leu J. The cultural psychology of emotions. In: Kitayama S, Cohen D, editors. Handbook of cultural psychology. New York: Guilford Press; 2007:734–59.

110. Camfield L, Crivello G, Woodhead M. Wellbeing research in developing countries: reviewing the role of qualitative methods. Soc Indic Res. 2009;90(1):5–31. doi:10.1007/s11205-008-9310-z.

111. Dutta MJ. Communicating health: a culture-centered approach. Cambridge: Polity; 2008.

112. Mathews G. Happiness, culture, and context. Int J Wellbeing. 2012;2(4):299–312. doi:10.5502/ijw.v2.i4.2. pp. 299–312., 10.5502/ijw. v2.i4.2.

113. Hannerz U. Borders. Int Soc Sci J. 1997;49(154):537–48. doi:10.1111/j.1468-2451.1997.tb00043.x.

114. Brightman R. Forget culture: replacement, transcendence, relexification. Cult Anthropol. 1995;10(4):509–46. doi:10.1525/ can.1995.10.4.02a00030.

115. Mathews G. Global culture/individual identity: searching for home in the cultural supermarket. London: Routledge; 2000.

116. Cadre pour les statistiques culturelles de l'UNESCO de 2009. Montréal : Institut de statistique de l'UNESCO ; 2009 (http:// www.uis.unesco.org/culture/pages/framework-cultural- statisticsFR.aspx?SPSLanguage=FR, consulté le 15 septembre 2015).

117. Mettre en œuvre le programme de développement pour l'après
      2015 : les opportunités au niveau national et local. New York :
      Programme des Nations Unies pour le développement ; 2014
      (http://www.undp.org/content/undp/fr/home/librarypage/mdg/
      delivering-the-post-2015-development-agenda/, consulté le
      15 septembre 2015).

118. Napier AD, Ancarno C, Butler B, Calabrese J, Chater A, Chatterjee
      H et al. Culture and health. Lancet. 2014;384(9954):1607–39.
      doi:10.1016/S0140-6736(14)61603-2.

119. Hanlon P, Carlisle S, Hannah M, Reilly D, Lyon A. Making the case
      for a "fifth wave" in public health. Public Health. 2011;125(1):30–6.
      doi:10.1016/j.puhe.2010.09.004.

120. Déclaration universelle de l'UNESCO sur la diversité culturelle
      [site Web]. Paris : UNESCO ; 2001 (http://portal.unesco.org/
      fr/ev.php-URL_ID=13179&URL_DO=DO_TOPIC&URL_
      SECTION=201.html, consulté le 15 septembre 2015).

121. Ahmed S. The promise of happiness. Durham, NC: Duke
      University Press; 2010.

122. Meisel ZF, Karlawish J. Narrative vs evidence-based medicine –
      and, not or. JAMA. 2011;306(18):2022–3. doi:10.1001/jama.2011.1648.

123. Epstein D, Farina C, Heidt J. The value of words: narrative as
      evidence in policy making. Evid Policy: J Res Debate Pract.
      2014;10(2):243–58. doi:10.1332/174426514X13990325021128.

124. Ortega-Alcazar I, Dyck I. Migrant narratives of health
      and well-being: Challenging "othering" processes through
      photo-elicitation interviews. Crit Soc Policy. 2012;32(1):106–25.
      doi:10.1177/0261018311425981.

125. Wang C, Burris MA. Empowerment through photo novella:
      portraits of participation. Health Educ Q. 1994;21(2):171–86.

126. Partenariats pour la santé dans la Région européenne de l'OMS. Annexe 2 : Déclaration conjointe de la Commission européenne et du Bureau régional de l'OMS pour l'Europe. Copenhague : Bureau régional de l'OMS pour l'Europe ; 2010 (EUR/RC60/12 Add.1 ; http://www.euro.who.int/fr/about-us/governance/ regional-committee-for-europe/past-sessions/sixtieth-session/ documentation/working-documents/eurrc6012-add.-1, consulté le 15 septembre 2015).

127. À propos de l'OMS : ce que nous faisons. *In* : Organisation mondiale de la santé [site Web]. Genève : Organisation mondiale de la santé ; 2015 (http://www.who.int/about/what-we-do/fr/, consulté le 15 septembre 2015).

128. Review of social determinants and the health divide in the WHO European Region: final report. Copenhagen: WHO Regional Office for Europe; 2014 (http://www.euro.who.int/en/health-topics/health-policy/health-2020-the-european-policy-for-health-and-well-being/publications/2013/review-of-social-determinants-and-the-health-divide-in-the-who-european-region.-final-report, accessed 6 May 2015).

129. Interactive atlases. In: WHO/Europe [website]. Copenhagen: WHO Regional Office for Europe; 2015 (http://www.euro.who. int/en/data-and-evidence/equity-in-health-project/interactive-atlases, accessed 25 May 2015).

130. A response by the European Public Health Association to the report by the European Parliament's Committee on Civil Liberties, Justice and Home Affairs report on the proposal for a general data protection regulation (2012/0011(COD)). Utrecht: European Public Health Association; 2013 (http://www.eupha.org/ publications, accessed 29 April 2015).

131. Michelsen K, Brand H, Achterberg P, Wilkinson J. Promoting better integration of health information systems` best practices and challenges. Copenhagen: WHO Regional Office for Europe; 2015 (Health Evidence Network synthesis report; http://www. euro.who.int/en/publications/abstracts/promoting-better-integration-of-health-information-systems-best-practices-and-challenges, accessed 6 May 2015).

132.   Developing indicators for the Health 2020 targets: first meeting
        of the expert group, Utrecht, the Netherlands, 18–19 June 2012.
        Copenhagen: WHO Regional Office for Europe; 2012 (http://
        www.euro.who.int/en/health-topics/health-determinants/
        social-determinants/activities/data-analysis-and-monitoring/
        developing-indicators-for-the-health-2020-targets, accessed
        6 May 2015).

133.   Campostrini S, Severoni S, Dembech M. Data on health
        behaviours in the migrant population to inform policy-making:
        WHO, Ca' Foscari University and the Italian National Institute
        of Health (ISS) "Immigrants and health in Italy" report. Public
        Health Aspects of Migration in Europe Newsletter. 2015;4:4
        (http://www.euro.who.int/en/health-topics/health-determinants/
        migration-and-health/phame-newsletter/phame-newsletter,-
        issue-4-january-2015, accessed 6 May 2015).

134.   Community resilience [website]. Santa Monica, CA: RAND
        Corporation; 2015 (http://www.rand.org/topics/community-
        resilience.html, accessed 6 January 2015).

135.   Dans quelle mesure, selon les bases factuelles disponibles,
        l'autonomisation améliore-t-elle la santé ? Copenhague : Bureau
        régional de l'OMS pour l'Europe ; 2006 (http://www.euro.who.
        int/en/data-and-evidence/evidence-informed-policy-making/
        publications/pre2009/what-is-the-evidence-on-effectiveness-of-
        empowerment-to-improve-health, consulté le 15 septembre 2015).

136.   Evaluation of national and regional public health reports (Eva
        PHR): final report to the European Commission. Bielefeld:
        Institute of Public Health North Rhine Westphalia; 2003 (http://
        www.pia-phr.nrw.de/about_eva-phr.html, accessed 4 February
        2015).

137.   A healthier Netherlands: key findings from the Dutch 2014 public
        health status and foresight Report. Bilthoven: National Institute
        for Public Health and the Environment; 2014 (http://www.
        eengezondernederland.nl/en/English_version/Key_Findings,
        accessed 6 May 2015).

138. Integrated surveillance of noncommunicable diseases (iNCD) – a European Union–WHO project: final project report for the dissemination of results. Copenhagen: WHO Regional Office for Europe; 2015 (http://ec.europa.eu/health/indicators/echi/index_en.htm, accessed 17 June 2015).

139. Be He@lthy, Be Mobile [website]. International Telecommunication Union; 2015 (http://www.itu.int/en/ITU-D/ICT-Applications/eHEALTH/Be_healthy/Pages/Be_Healthy.aspx, accessed 29 April 2015).

140. Support tool to assess health information systems and develop and strengthen health information strategies. Copenhagen: WHO Regional Office for Europe; 2015 (http://www.euro.who.int/en/publications/abstracts/support-tool-to-assess-health-information-systems-and-develop-and-strengthen-health-information-strategies, accessed 17 June 2015).

Annexe 1. Informations techniques générales relatives aux données et indicateurs utilisés dans le rapport

Cette annexe explique le choix des indicateurs pour le suivi du cadre Santé 2020 et décrit les méthodes utilisées pour réaliser l'analyse présentée dans le Rapport sur la santé en Europe, ainsi que certaines limites liées aux données.

Le cadre de suivi de Santé 2020

Santé 2020 plaide en faveur de mesures pangouvernementales et pansociétales pour améliorer de manière significative la santé et le bien-être des populations, réduire les inégalités de santé, renforcer la santé publique et mettre en place des systèmes de santé universels, équitables, durables, de qualité et axés sur la personne. Cette politique est le fruit de deux années de consultations approfondies menées dans l'ensemble de la Région et au-delà. Les 53 États membres de la Région réunis à l'occasion de la soixante-deuxième session du Comité régional de l'OMS pour l'Europe, en septembre 2012, l'ont adoptée, de même que ses cibles régionales générales, à savoir :

1. réduire la mortalité prématurée en Europe ;
2. augmenter l'espérance de vie en Europe ;
3. limiter le manque d'équité en matière de santé en Europe ;
4. améliorer le bien-être des populations de la Région européenne ;
5. couverture universelle et droit à la santé ;
6. les États membres fixent des cibles ou des buts nationaux.

Des experts ont été désignés par les États membres et répartis en deux groupes chargés de définir précisément des indicateurs permettant d'évaluer les progrès accomplis par rapport à ces cibles – l'un de ces groupes se consacrant plus particulièrement à la mesure du bien-être et à la définition de cibles dans ce domaine, et l'autre à l'élaboration d'indicateurs concernant Santé 2020. Dans le cadre de plusieurs réunions *(1-5)*, les deux groupes ont recommandé un ensemble d'indicateurs de base et d'indicateurs supplémentaires en vue de leur approbation par le Comité régional. Ils prévoyaient que les indicateurs de base serviraient de socle au processus de suivi de Santé 2020 au niveau régional, tandis que les indicateurs supplémentaires pourraient être utilisés en parallèle pour définir des cibles nationales et suivre de façon plus détaillée les progrès accomplis au niveau des pays. La liste complète des indicateurs a été adoptée par les 53 États membres lors du Comité régional *(6)* de septembre 2013, et la version définitive du cadre de suivi a été publiée en avril 2014 *(7)*. Le cadre de suivi comprend au total 37 indicateurs : 19 indicateurs de base (dont certains sont utilisés pour plusieurs cibles) et 18 indicateurs supplémentaires. Le tableau A.1 donne une vue d'ensemble des domaines, cibles, quantifications et indicateurs de base du cadre de suivi de Santé 2020.

Les groupes d'experts sont convenus d'un ensemble de critères destinés à établir une liste d'indicateurs restreinte pratique à utiliser. Pour cela, ils sont partis du principe qu'il ne fallait pas reprendre les cibles et indicateurs figurant déjà dans les politiques-cadres de l'OMS ou autres, dans l'intérêt de la concision du cadre de Santé 2020 et afin d'éviter les redondances. Une exception a été faite : la cible quantifiée 1.1 (tableau A.1) fait également partie du cadre global de suivi des maladies non transmissibles *(9)*. La réduction de la mortalité prématurée étant considérée comme essentielle au cadre de suivi de Santé 2020, ces indicateurs ont été pris en compte et alignés sur le cadre global. Un autre critère a été appliqué – particulièrement aux indicateurs de base –, à savoir que les données devaient être facilement obtenues auprès des sources existantes dans la majorité des pays, afin que leur couverture soit suffisante pour rendre compte des progrès au niveau régional, l'objectif étant également de réduire le poids des tâches administratives de notification incombant aux pays.

Tableau A.1.
Cadre de suivi et indicateurs de Santé 2020 utilisés dans le présent rapport

Domaine : charge de morbidité et facteurs de risque	**Cible n° 1**	**Réduire la mortalité prématurée en Europe**
	Cible n° 1.1 quantifiée	Réduction de 1,5 % par an, en valeur relative, de la mortalité prématurée globale (quatre causes confondues) due aux maladies cardiovasculaires, au cancer, au diabète sucré et aux maladies respiratoires chroniques
	Indicateurs de base	Taux global standardisé sur l'âge de mortalité prématurée (chez les personnes âgées de 30 ans à moins de 70 ans) due aux quatre principales maladies non transmissibles (maladies cardiovasculaires (codes CIM-10 I00 à I99), cancer (codes CIM-10 C00 à C97), diabète sucré (codes CIM-10 E10 à E14) et maladies respiratoires chroniques (codes CIM-10 J40 à 47))[a]
		Prévalence standardisée selon l'âge du tabagisme actuel (quotidien et non quotidien ou occasionnel) chez les personnes âgées de 18 ans et plus
		Consommation totale (enregistrée et non enregistrée) d'alcool par habitant chez les personnes âgées de 15 ans et plus en une année calendaire (litres d'alcool pur)
		Prévalence standardisée selon l'âge du surpoids et de l'obésité chez les personnes âgées de 18 ans et plus (définis par un IMC $\geq$ 25 kg/m² pour le surpoids et $\geq$ 30 kg/m² pour l'obésité)
	Indicateur supplémentaire utilisé aux fins du présent rapport	Prévalence du surpoids et de l'obésité chez les adolescents (définis par un Z-score de l'IMC pour l'âge supérieur respectivement à 1 et 2 par rapport à la médiane de la référence de croissance de l'OMS de 2007)
Domaine : charge de morbidité et facteurs de risque	Cible n° 1.2 quantifiée	Réalisation et maintien de l'élimination de certaines maladies à prévention vaccinale (poliomyélite, rougeole, rubéole) et prévention du syndrome de rubéole congénitale
	Indicateur de base	Pourcentage d'enfants vaccinés contre la rougeole (1 dose avant l'âge de 2 ans), la poliomyélite (3 doses avant l'âge de 1 an) et la rubéole (1 dose avant l'âge de 2 ans)[b]
Domaine : charge de morbidité et facteurs de risque	Cible n° 1.3 quantifiée	Réduction de la mortalité due à des causes externes
	Indicateur de base	Taux standardisés de mortalité due à tous les traumatismes et causes externes (codes CIM-10 V01 à V99, W00 à W99, X00 à X99 et Y00 à Y98)
	Indicateurs supplémentaires utilisés aux fins du présent rapport	Taux standardisés de mortalité due aux causes suivantes : a) accidents de la circulation impliquant des véhicules à moteur (codes CIM-10 V02 à V04, V09, V12 à V14, V19 à V79, V82 à V87 et V89 ; b) intoxication accidentelle (codes CIM-10 X40 à X49) ; c) intoxication par l'alcool (code CIM-10 X45) ; d) suicides (codes CIM-10 X60 à X84) ; e) chutes accidentelles (codes CIM-10 W00 à W19) ; et f) homicides et agressions (codes CIM-10 X85 à Y09)
Domaine : personnes en bonne santé, bien-être et déterminants	**Cible n° 2**	**Augmenter l'espérance de vie en Europe**
	Cible n° 2.1 quantifiée	Poursuite de la hausse de l'espérance de vie au rythme actuel (taux annuel enregistré de 2006 à 2010), associée à une réduction des écarts en matière d'espérance de vie dans la Région européenne
	Indicateur de base	Espérance de vie à la naissance
	Indicateur supplémentaire utilisé aux fins du présent rapport	Espérance de vie à 1, 15, 45 et 65 ans[c]
Domaine : personnes en bonne santé, bien-être et déterminants	**Cible n° 3**	**Limiter le manque d'équité en matière de santé en Europe**
	Cible n° 3.1 quantifiée	Réduction des écarts en termes d'état de santé associés aux déterminants sociaux dans la population européenne
	Indicateurs de base	Mortalité infantile pour 1 000 naissances vivantes
		Espérance de vie à la naissance
		Proportion d'enfants officiellement en âge de fréquenter l'école primaire mais non scolarisés
		Taux de chômage
		Politiques nationales et /ou sous-nationales visant à limiter le manque d'équité en matière de santé, établies et attestées
		Coefficient de Gini (répartition des revenus)[d]

Tableau A.1. (suite)

Domaine : personnes en bonne santé, bien-être et déterminants	Cible n° 4	Améliorer le bien-être des populations de la Région européenne
	Cible n° 4.1 quantifiée	À préciser
	Indicateurs de base	Satisfaction par rapport à la vie
		Existence d'un soutien social[e]
		Pourcentage de la population disposant d'installations d'assainissement améliorées[f]
		Coefficient de Gini (répartition des revenus)[d]
		Taux de chômage
		Proportion d'enfants officiellement en âge de fréquenter l'école primaire mais non scolarisés
Domaine : processus, gouvernance et systèmes de santé	Cible n° 5	Couverture universelle et droit à la santé
	Cible n° 5.1 quantifiée	Mise en œuvre progressive d'une couverture universelle[g]
	Indicateurs de base	Part des dépenses totales de santé à la charge des ménages
		Pourcentage d'enfants vaccinés contre la rougeole (1 dose avant l'âge de 2 ans), la poliomyélite (3 doses avant l'âge de 1 an) et la rubéole (1 dose avant l'âge de 2 ans)[b]
		Total des dépenses de santé (en pourcentage du PIB)[h]
	Indicateur supplémentaire utilisé aux fins du présent rapport	Nombre de décès maternels pour 100 000 naissances vivantes[i]
Domaine : processus, gouvernance et systèmes de santé	Cible n° 6	Les États membres fixent des cibles ou des buts nationaux
	Cible n° 6.1 quantifiée	Mise en place de processus de définition de cibles nationales (s'il n'en existe pas déjà)
	Indicateurs de base	Mise en place d'un processus attesté de définition de cibles
		Bases factuelles attestant : a) de l'adoption de politiques nationales alignées sur Santé 2020 ; b) d'un plan de mise en œuvre ; c) d'un mécanisme de responsabilisation (chaque pays décide du mode d'« attestation »)

[a] Dans ce rapport, les données relatives à la mortalité prématurée due aux quatre maladies sont également présentées séparément. Même si elles ne correspondent pas à des indicateurs de Santé 2020, il nous a semblé important de les présenter sous forme ventilée afin que l'élaboration des politiques s'appuie sur des informations plus complètes.

[b] Depuis 2010, le système d'information centralisé de l'OMS sur les maladies infectieuses ne présente plus séparément les données relatives à la couverture vaccinale antirubéoleuse, car ces chiffres sont généralement communiqués en même temps que ceux de la vaccination contre la rougeole et les oreillons. Par conséquent, à compter de 2010, les données relatives à la couverture vaccinale antirougeoleuse doivent être interprétées comme intégrant la vaccination antirubéoleuse.

[c] Seule l'espérance de vie à 65 ans est utilisée dans le présent rapport.

[d] Les chiffres correspondant à cet indicateur figurent dans les bases de données de la Banque mondiale et d'Eurostat. Pour obtenir une bonne couverture, il conviendrait de conjuguer les données provenant des deux sources. Toutefois, lorsque les données nationales figurent dans les deux sources, les estimations donnent des écarts tellement importants que la conjugaison de ces données ne semble pas valable, c'est pourquoi cet indicateur de base n'est pas présenté dans ce rapport.

[e] L'indicateur du sondage mondial de Gallup utilisé est « liens sociaux ».

[f] Par souci d'exhaustivité, le rapport s'intéresse également au pourcentage de la population ayant accès à l'eau courante à domicile. (Le Programme commun OMS/UNICEF de surveillance de l'eau et de l'assainissement se consacre à l'accès à l'eau comme à l'amélioration de l'assainissement.)

[g] L'OMS définit la couverture universelle *(8)* comme l'accès équitable à des services nécessaires et efficaces, sans que cela représente une charge financière.

[h] Les données de la base de données européenne de la Santé pour tous utilisées dans le présent rapport sont des estimations (établies à l'aide de la méthode du système de comptes pour la santé), et non pas des données notifiées par les pays.

[i] Comme les taux de mortalité maternelle présentent des écarts considérables d'une année sur l'autre, notamment dans les petits pays, on a calculé une moyenne sur trois ans afin d'évaluer le taux de mortalité disponible le plus récent pour chaque pays étudié dans ce rapport.

Bien que tout à fait pertinents, ces critères limitent le champ d'application du cadre de suivi de Santé 2020. Par exemple, les indicateurs relatifs à l'hygiène de l'environnement n'ont pas été pris en compte, car ils font déjà l'objet d'un suivi dans le cadre de la Déclaration de Parme sur l'environnement et la santé *(10)* et du

Système européen d'information sur l'environnement et la santé qui lui est associé. En raison d'un manque de données comparables au niveau régional, il n'a pas non plus été possible de prendre en compte les indicateurs relatifs à la morbidité. Le cadre de suivi de Santé 2020 a néanmoins été élaboré dans le but de suivre la mise en œuvre de la politique européenne de manière concise et efficace, et non pas nécessairement pour couvrir toute l'étendue du domaine de la santé publique ou pour mettre en évidence des lacunes en matière de données.

Les groupes d'experts ont recommandé de puiser de préférence dans les bases de données de l'OMS et des autres institutions des Nations Unies pour les indicateurs de Santé 2020, dans la mesure où elles offrent une couverture régionale optimale, sous réserve que, si elles ne contiennent pas les données requises, on ait recours à d'autres sources internationales. Ils ont également proposé que tous les taux notifiés pour les indicateurs soient standardisés selon l'âge, et, dans la mesure du possible, que les données soient ventilées par sexe, âge, origine ethnique, couche socioéconomique, groupe vulnérable et région sous-nationale.

Indicateurs, sources des données et méthodes de calcul utilisées

Le chapitre 2 décrit l'ensemble des indicateurs de base de Santé 2020, à l'exception de celui de la répartition des revenus (le coefficient de Gini). Les sources des données relatives aux coefficients de Gini dans tous les pays de la Région sont les bases de données statistiques de la Banque mondiale et d'Eurostat. Toutefois, les méthodes utilisées pour alimenter ces deux bases sont trop différentes pour produire des données comparables, c'est pourquoi cet indicateur ne figure pas dans le rapport. Le chapitre 2 s'appuie également sur un nombre restreint d'indicateurs supplémentaires pour donner une vue d'ensemble plus complète de la situation en matière de santé publique sous l'angle de certains sujets (voir le tableau A.1 pour plus de détails).

Les sources de l'OMS ont été utilisées dans la mesure du possible, conformément aux critères stipulés pour le cadre de suivi de Santé 2020. Ces sources contiennent des données communiquées par les pays ou des estimations officielles de l'OMS. Le rapport de l'OMS sur la situation mondiale des maladies non transmissibles 2014 a constitué une source capitale pour les estimations utilisées dans le présent rapport : il contient des informations complémentaires sur la méthode employée pour calculer ces estimations *(11)*. Lorsque les bases de données de l'OMS ne contenaient pas les données recherchées, d'autres sources ont été exploitées, de préférence celles des autres institutions des Nations Unies (par exemple, on a eu recours aux données de l'UNESCO pour l'indicateur relatif à la scolarisation dans l'enseignement primaire). Les données recueillies par le « Gallup World Poll » (Sondage mondial de Gallup) et publiées par d'autres institutions et organisations ont été utilisées pour deux des indicateurs de Santé 2020 relatifs au bien-être, car ces données n'étaient pas régulièrement collectées par l'OMS ou les autres institutions des Nations Unies. Pour ce qui est des indicateurs qualitatifs relatifs à l'existence et à la mise en œuvre de politiques nationales, les informations ont été recueillies au moyen d'une enquête auprès des pays et publiées sous une forme agrégée, comme convenu avec les États membres (voir l'encadré 2.6 à la section consacrée à la cible n° 6). Le tableau A.2 répertorie toutes les sources de données de l'OMS régulièrement utilisées pour renseigner les indicateurs quantitatifs de base ; le tableau A.3 donne une vue d'ensemble des sources de données utilisées pour les autres indicateurs quantitatifs de base et pour les indicateurs supplémentaires.

La plupart des données présentées dans ce rapport proviennent de trois bases de données de l'OMS : la base de données européenne de la Santé pour tous, la base de données sur la mortalité et la base de données détaillée sur la mortalité européenne. Dans les bases de données de la Santé pour tous et sur la mortalité, les moyennes régionales pondérées ne sont calculées que si, pour telle ou telle année, il existe des données concernant au moins la moitié des pays, quelle que soit la taille de la population, l'imputation des données manquantes étant effectuée au moyen d'une extrapolation et d'une interpolation de base. La base de données détaillée sur la mortalité européenne est la principale source de données de l'indicateur de Santé 2020 relatif à la mortalité prématurée. Comme elle ne contient pas de moyennes régionales, les moyennes régionales pondérées des indicateurs de la mortalité prématurée utilisées dans ce rapport ont donc été calculées de la même manière que pour les autres bases de données.

Tableau A.2.

Indicateurs quantitatifs de base de Santé 2020 : données et sources de données de l'OMS

Indicateur	Taux global standardisé selon l'âge pour 100 000 habitants (chez les personnes âgées de 30 ans à moins de 70 ans) de mortalité prématurée due aux maladies cardiovasculaires, au cancer, au diabète sucré et aux maladies respiratoires chroniques			Prévalence standardisée selon l'âge du tabagisme actuel chez les adultes en Europe (estimations de l'OMS) (%)					
Source des données	Base de données détaillée sur la mortalité européenne			Rapport sur la situation mondiale des maladies non transmissibles 2014					
				2010			2012		
Pays	2010	2011	2012	Hommes	Femmes	H et F	Hommes	Femmes	H et F
Moyenne régionale	420,8	407,4	404,3	–	–	–	–	–	–
Albanie	–	–	–	51,9	9,1	30,6	50,9	8,7	29,6
Allemagne	269,5	264,4	258,5	35,3	30,4	32,9	35,1	30,9	32,9
Andorre	–	–	–	39,0	28,6	33,8	38,0	28,2	33,1
Arménie	475,8	461,1	508,5	–	–	–	–	–	–
Autriche	259,7	254,8	247,6	–	–	–	–	–	–
Azerbaïdjan	–	–	–	–	–	–	–	–	–
Bélarus	–	715,7	–	51,6	11,4	33,3	49,3	11,2	28,6
Belgique	264,4	–	–	29,8	22,8	26,4	29,5	22,8	26,1
Bosnie-Herzégovine	–	407,3	–	50,2	31,9	41,3	48,7	31,2	39,7
Bulgarie	589,9	572,0	563,1	47,3	32,2	40,0	45,3	31,0	37,9
Chypre	204,7	187,3	201,5	–	–	–	–	–	–
Croatie	410,4	405,3	401,0	39,2	30,3	35,0	38,9	30,5	34,5
Danemark	273,9	261,7	260,9	24,0	21,1	22,6	22,0	19,4	20,7
Espagne	228,4	224,7	221,2	35,4	28,7	32,1	33,8	28,3	31,0
Estonie	448,6	427,7	414,9	45,0	25,9	36,3	43,4	25,6	33,6
Ex-République yougoslave de Macédoine	491,2	–	–	–	–	–	–	–	–
Fédération de Russie	744,2	697,5	–	61,0	22,1	43,3	59,3	22,0	38,8
Finlande	255,9	248,2	239,6	26,2	20,6	23,5	25,0	19,9	22,4
France	238,2	237,6	–	33,9	26,9	30,6	33,6	27,4	30,3
Géorgie	262,5	314,8	338,0	58,3	5,9	34,3	57,1	5,8	29,3
Grèce	226,4	230,1	–	56,5	36,6	46,8	54,8	35,7	45,1
Hongrie	587,9	583,3	562,7	36,2	28,6	32,6	34,4	27,6	30,8
Irlande	252,8	–	–	25,2	23,9	24,5	23,8	22,6	23,2
Islande	–	–	–	20,7	18,5	19,6	19,3	17,4	18,3
Israël	204,3	196,8	–	41,0	20,5	31,0	40,2	20,2	30,0
Italie	220,2	222,0	–	29,5	19,9	24,9	28,7	19,8	24,0
Kazakhstan	754,7	–	648,3	47,3	10,1	29,7	45,4	9,8	26,6
Kirghizistan	659,5	665,1	626,6	49,5	3,9	27,4	49,1	3,8	25,8
Lettonie	593,9	590,5	563,1	50,2	24,2	38,6	49,1	24,1	35,3
Lituanie	549,2	546,2	524,6	42,1	21,5	32,8	40,3	21,7	30,1
Luxembourg	232,4	237,6	227,2	–	–	–	–	–	–
Malte	245,7	245,1	260,0	32,4	22,5	27,5	31,2	22,0	26,6
Monaco	–	–	–	–	–	–	–	–	–
Monténégro	–	–	–	–	–	–	–	–	–
Norvège	225,3	215,0	211,5	28,3	27,9	28,1	26,5	26,2	26,4
Ouzbékistan	–	–	–	26,1	1,4	13,9	25,2	1,4	13,1
Pays-Bas	260,1	252,6	248,8	31,1	27,9	29,5	30,4	27,7	29,0
Pologne	436,4	421,7	427,7	36,1	27,8	32,1	34,2	26,5	30,1
Portugal	241,9	241,0	235,6	32,5	14,3	23,8	31,6	14,0	22,4
République de Moldova	715,7	637,1	619,2	43,6	5,4	25,7	43,8	5,3	23,3
République tchèque	385,0	376,6	364,0	37,5	28,8	33,3	36,4	28,3	32,3
Roumanie	535,2	506,6	501,0	41,9	24,5	33,5	39,9	24,0	31,7
Royaume-Uni	264,2	–	–	23,4	21,3	22,3	22,1	20,2	21,1
Saint-Marin	–	–	–	–	–	–	–	–	–
Serbie	545,0	528,3	498,8	–	–	–	–	–	–
Slovaquie	457,1	–	–	39,6	18,7	29,5	38,6	18,4	28,1
Slovénie	289,0	–	–	24,6	19,3	22,0	23,7	18,9	21,3
Suède	207,3	204,6	200,4	23,7	24,5	24,1	22,1	22,9	22,5
Suisse	197,5	–	–	31,9	24,6	28,3	32,0	25,1	28,5
Tadjikistan	–	–	–	–	–	–	–	–	–
Turkménistan	–	–	–	–	–	–	–	–	–
Turquie	316,5	317,2	–	45,2	14,5	30,3	43,2	13,8	28,1
Ukraine	709,5	672,2	667,2	52,5	14,4	35,2	50,9	14,1	30,8
Nombre de pays pour lesquels des données sont disponibles	41	35	28	41	41	41	41	41	41

Tableau A.2 (suite)

Indicateur	Consommation totale d'alcool par habitant chez les personnes âgées de 15 ans et plus en une année calendaire (litres d'alcool pur)			Prévalence standardisée selon l'âge du surpoids (IMC ≥ 25) chez les personnes âgées de 18 ans et plus (estimations de l'OMS) (%)					
Source des données	Base de données européenne de la Santé pour tous			Rapport sur la situation mondiale des maladies non transmissibles 2014. OMS					
Pays	2010	2011	2012	2010			2014		
				Hommes	Femmes	H et F	Hommes	Femmes	H et F
Moyenne régionale	9,8	–	–	–	–	–	–	–	–
Albanie	5,0	–	–	54,5	46,5	50,5	57,5	47,9	52,7
Allemagne	11,2	11,0	11,0	60,7	45,8	53,1	62,7	47,2	54,8
Andorre	13,3	–	–	70,2	60,3	65,2	72,0	61,9	66,9
Arménie	3,9	–	–	52,6	53,2	52,9	56,3	54,7	55,5
Autriche	12,1	11,9	–	59,3	43,8	51,3	61,1	45,4	53,1
Azerbaïdjan	1,4	–	–	52,7	55,7	54,2	57,4	58,7	58,1
Bélarus	14,4	–	–	57,2	53,3	55,1	61,2	55,2	58,0
Belgique	10,6	9,8	9,8	63,8	46,9	55,2	65,7	48,4	56,9
Bosnie-Herzégovine	4,3	–	–	53,0	48,1	50,5	55,4	48,5	51,8
Bulgarie	10,2	–	–	61,6	52,8	57,1	64,1	54,4	59,1
Chypre	8,7	–	–	62,0	55,3	58,7	63,6	56,9	60,3
Croatie	10,7	–	–	61,7	52,4	56,9	64,4	53,6	58,8
Danemark	10,4	10,0	8,9	62,6	44,3	53,4	64,4	46,2	55,2
Espagne	9,8	–	–	64,6	54,0	59,2	66,2	55,7	60,9
Estonie	11,4	11,6	–	59,1	51,7	55,1	61,7	52,3	56,7
Ex-République yougoslave de Macédoine	–	–	–	57,5	49,5	53,5	59,8	50,5	55,2
Fédération de Russie	11,1	11,2	–	57,2	55,6	56,4	60,9	56,8	58,7
Finlande	9,7	9,8	–	60,2	47,3	53,6	62,1	48,6	55,2
France	11,7	–	–	65,2	52,6	58,7	67,1	54,7	60,7
Géorgie	5,3	–	–	51,5	53,8	52,8	54,3	56,0	55,2
Grèce	7,9	–	–	64,2	54,0	59,1	65,8	55,2	60,5
Hongrie	10,8	11,4	–	64,6	52,4	58,2	66,6	53,3	59,6
Irlande	11,9	–	–	64,6	52,0	58,3	66,2	54,6	60,3
Islande	6,3	–	–	63,2	49,2	56,3	65,2	50,5	57,9
Israël	2,7	–	–	66,2	57,6	61,8	68,2	59,0	63,5
Italie	6,1	–	–	62,7	52,0	57,2	64,3	53,7	58,8
Kazakhstan	6,6	–	–	57,0	55,4	56,2	60,5	57,1	58,8
Kirghizistan	–	–	–	42,7	46,9	44,8	45,2	49,1	47,2
Lettonie	9,8	10,2	10,2	59,0	53,9	56,2	62,0	54,5	57,9
Lituanie	12,9	12,7	–	59,5	56,5	57,9	62,6	57,9	60,1
Luxembourg	11,4	–	–	65,3	46,4	55,8	67,8	48,3	58,0
Malte	7,6	–	–	66,4	57,9	62,1	68,5	59,6	64,0
Monaco	–	–	–	–	–	–	–	–	–
Monténégro	6,6	–	–	59,5	49,2	54,3	61,7	50,1	55,8
Norvège	6,6	6,6	–	63,2	50,9	57,1	65,2	51,8	58,5
Ouzbékistan	–	–	–	43,8	48,6	46,2	46,6	51,4	49,0
Pays-Bas	9,3	–	–	61,2	46,4	53,7	63,6	48,2	55,9
Pologne	10,7	10,2	–	63,4	55,2	59,2	65,8	56,7	61,1
Portugal	10,8	–	–	59,3	48,5	53,7	61,4	50,2	55,6
République de Moldova	6,1	–	–	43,4	45,3	44,4	46,4	46,7	46,6
République tchèque	12,7	–	–	67,7	56,6	62,1	69,6	57,3	63,4
Roumanie	9,0	9,1	–	60,3	51,9	56	62,7	52,7	57,6
Royaume-Uni	10,3	10,6	–	65,9	56,8	61,3	68,1	58,8	63,4
Saint-Marin	–	–	–	–	–	–	–	–	–
Serbie	9,7	–	–	57,6	47,7	52,5	59,9	49,2	54,5
Slovaquie	11,0	–	–	63,6	54,6	58,9	66,1	56,2	61,0
Slovénie	10,3	–	–	64,1	54,0	59	66,1	55,1	60,6
Suède	7,3	–	–	60,8	47,1	53,9	63,1	48,8	55,9
Suisse	10,0	10,0	–	61,5	45,2	53,2	63,3	46,4	54,7
Tadjikistan	–	–	–	38,6	46,6	42,6	41,0	48,8	44,9
Turkménistan	2,2	–	–	50,7	53,0	51,9	54,6	55,7	55,2
Turquie	1,4	1,5	1,5	61,1	66,5	63,8	64,1	68,5	66,3
Ukraine	8,4	–	–	53,3	51,5	52,3	56,3	52,4	54,2
Nombre de pays pour lesquels des données sont disponibles	47	16	5	51	51	51	51	51	51

Prévalence standardisée selon l'âge de l'obésité (IMC ≥ 30) chez les personnes âgées de 18 ans et plus (estimations de l'OMS) (%)						Pourcentage d'enfants vaccinés contre la rougeole (1 dose avant l'âge de 2 ans)			Pourcentage d'enfants vaccinés contre la poliomyélite (3 doses avant l'âge de 1 an)		
Rapport sur la situation mondiale des maladies non transmissibles 2014						Base de données européenne de la Santé pour tous			Base de données européenne de la Santé pour tous		
2010			2014			2010	2011	2012	2010	2011	2012
Hommes	Femmes	H et F	Hommes	Femmes	H et F						
–	–	–	–	–	–	93,4	93,7	94,6	94,7	94,4	95,4
14,6	17,5	16,1	16,5	18,7	17,6	98,9	99,0	98,5	99,0	99,0	98,9
19,9	17,2	18,5	21,9	18,5	20,1	96,0	96,0	96,6	95,0	94,0	94,7
26,1	28,8	27,5	28,5	30,5	29,5	98,9	99,0	98,0	99,3	99,0	99,0
15,1	20,7	17,8	17,2	22,0	19,5	97,0	97,0	97,2	96,0	96,0	96,3
18,5	15,0	16,7	20,5	16,3	18,4	76,0	76,0	76,0	83,0	83,0	83,0
15,5	23,2	19,4	19,0	26,1	22,5	97,9	98,0	97,3	95,7	98,0	95,9
18,1	23,6	21,0	21,0	25,5	23,4	98,6	99,0	97,9	98,8	99,0	97,8
20,6	16,9	18,7	22,3	18,2	20,2	94,0	95,0	96,0	99,0	98,0	99,0
14,5	19,0	16,8	16,3	19,4	17,9	92,2	89,0	91,4	90,7	89,0	87,9
19,5	22,7	21,2	21,8	24,5	23,2	96,5	94,0	93,7	95,6	95,0	95,3
20,0	24,2	22,0	21,9	25,7	23,8	87,0	87,0	86,0	99,0	99,0	99,0
20,1	22,7	21,4	22,5	24,1	23,3	96,0	96,0	94,8	97,0	96,0	95,8
20,0	15,5	17,7	21,7	17,0	19,3	85,0	87,0	87,0	90,0	91,0	91,0
21,1	23,1	22,1	22,8	24,7	23,7	95,1	97,0	97,4	96,6	97,0	96,7
20,0	22,3	21,2	22,2	22,9	22,6	95,1	94,0	93,6	93,7	93,0	94,2
16,5	19,9	18,2	18,3	20,9	19,6	98,1	97,0	96,1	94,8	97,0	96,9
17,6	26,2	22,2	20,3	27,4	24,1	98,3	98,0	98,1	97,9	98,0	97,6
19,8	18,3	19,0	21,6	19,6	20,6	98,0	97,0	97,0	99,0	99,0	99,0
21,8	22,3	22,0	23,8	24,0	23,9	90,1	89,0	89,4	98,6	98,0	98,7
15,0	21,8	18,6	17,2	24,0	20,8	88,0	94,0	88,0	83,0	91,0	87,0
20,0	22,6	21,3	21,9	23,8	22,9	99,0	99,0	99,0	99,0	99,0	99,0
22,1	22,8	22,5	24,0	23,9	24,0	99,9	99,0	99,0	99,9	99,0	99,0
23,3	22,8	23,1	25,9	25,3	25,6	90,0	92,0	92,0	94,0	95,0	95,0
22,4	20,2	21,3	24,1	21,5	22,8	94,0	94,0	90,0	90,0	95,0	89,0
21,5	25,5	23,5	23,5	27,0	25,3	97,0	98,0	96,0	95,0	94,0	95,0
18,8	20,3	19,6	20,4	21,6	21,0	91,0	90,0	90,0	96,0	96,0	97,0
18,8	23,4	21,2	21,6	25,0	23,4	99,0	99,0	95,9	97,9	99,0	98,5
10,1	15,7	13,0	11,5	17,3	14,4	98,9	97,0	98,0	88,0	94,0	94,0
19,6	24,4	22,2	22,0	25,1	23,7	90,1	99,0	90,3	92,2	94,0	92,1
20,3	26,7	23,8	23,1	28,3	25,9	96,1	94,0	93,4	95,0	92,0	92,8
23,9	17,9	20,8	26,6	19,7	23,1	96,2	96,0	96,0	99,1	99,0	99,0
22,6	26,9	24,7	24,6	28,5	26,6	72,6	84,0	92,7	76,0	96,0	98,7
–	–	–	–	–	–	99,0	99,0	99,0	99,0	99,0	99,0
17,7	19,8	18,7	19,3	20,7	20,0	90,0	91,0	90,3	93,1	95,0	94,2
22,4	20,7	21,6	24,6	21,7	23,1	93,0	93,0	94,0	93,0	94,0	95,0
10,5	16,8	13,6	12,1	18,9	15,5	98,3	99,0	99,9	98,9	99,0	99,8
19,4	16,7	18,0	21,4	18,3	19,8	95,9	96,0	96,1	97,0	97,0	96,7
21,0	25,1	23,1	23,5	26,7	25,2	98,2	98,0	97,9	95,6	96,0	95,3
17,8	18,9	18,4	19,8	20,3	20,1	96,0	97,0	97,0	97,0	97,0	98,0
10,0	16,9	13,6	11,4	17,9	14,9	97,1	91,0	93,6	97,4	96,0	92,0
24,2	26,3	25,3	26,2	27,3	26,8	98,0	98,0	98,0	99,3	99,0	99,3
18,5	21,7	20,2	20,5	22,7	21,7	95,0	93,0	94,0	94,0	89,0	92,0
24,1	26,8	25,5	26,9	29,2	28,1	93,0	90,0	92,0	98,3	95,0	95,0
–	–	–	–	–	–	68,2	83,0	87,1	74,9	86,0	96,2
16,7	19,1	17,9	18,6	20,5	19,5	95,0	93,0	90,3	91,0	94,0	94,6
21,8	24,9	23,4	24,6	26,7	25,7	98,5	98,0	99,0	99,1	99,0	98,7
22,2	24,2	23,2	24,6	25,5	25,1	95,0	96,0	95,0	96,0	96,0	96,0
20,4	17,2	18,8	22,5	18,6	20,5	96,5	96,0	97,0	98,0	98,0	98,0
20,2	15,5	17,8	22,3	16,5	19,4	90,0	92,0	92,0	95,0	95,0	96,0
8,6	15,6	12,1	9,9	17,3	13,6	94,0	98,0	94,5	95,0	97,0	96,4
14,4	20,6	17,6	17,1	23,1	20,1	99,3	99,0	98,8	95,9	97,0	97,8
20,4	33,4	27,0	22,9	35,8	29,5	97,0	98,0	98,0	97,0	97,0	97,0
15,3	21,7	18,7	17,1	22,6	20,1	56,1	67,0	79,2	57,3	58,0	73,5
51	51	51	51	51	51	53	53	53	53	53	53

Tableau A.2 (suite)

Indicateur	Taux standardisés pour tous les âges pour 100 000 habitants de mortalité due à toutes les causes externes de traumatisme et d'intoxication								
Source des données	**Base de données européenne de la Santé pour tous**								
Pays	2010			2011			2012		
	Hommes	Femmes	H et F	Hommes	Femmes	H et F	Hommes	Femmes	H et F
Moyenne régionale	100,2	27,7	60,9	99,2	27,4	60,2	–	–	–
Albanie	–	–	–	–	–	–	–	–	–
Allemagne	40,8	17,0	28,5	40,2	16,1	27,7	38,2	16,4	26,9
Andorre	–	–	–	–	–	–	–	–	–
Arménie	–	–	–	–	–	–	72,4	19,7	44,1
Autriche	57,1	20,2	37,4	55,2	20,7	36,9	–	–	–
Azerbaïdjan	–	–	–	–	–	–	–	–	–
Bélarus	–	–	–	–	–	–	–	–	–
Belgique	65,5	30,3	47,3	–	–	–	–	–	–
Bosnie-Herzégovine	–	–	–	48,3	10,1	28,1	–	–	–
Bulgarie	57,1	14,8	35,0	53,0	13,8	32,7	–	–	–
Croatie	77,6	30,0	52,7	71,4	27,7	48,3	78,8	27,7	52,0
Chypre	46,1	16,4	30,4	43,2	14,7	28,1	–	–	–
Danemark	–	–	–	43,5	18,2	30,5	–	–	–
Espagne	34,7	12,1	23,0	33,5	12,2	22,6	–	–	–
Estonie	133,7	28,7	76,3	135,8	27,8	77,2	–	–	–
Ex-République yougoslave de Macédoine	41,9	15,5	28,3	–	–	–	–	–	–
Fédération de Russie	246,3	57,3	140,8	–	–	–	–	–	–
Finlande	92,4	30,6	60,5	88,8	28,4	57,3	–	–	–
France	63,2	25,5	43,2	–	–	–	–	–	–
Géorgie	39,0	7,1	21,9	–	–	–	–	–	–
Grèce	44,1	10,5	27,2	41,9	10,9	26,3	–	–	
Hongrie	90,4	29,2	57,4	84,9	28,3	54,1	82,1	27,0	52,2
Irlande	50,7	20,1	35,2	–	–	–	–	–	–
Islande	–	–	–	–	–	–	–	–	–
Israël	38,3	14,5	26,0	36,5	13,9	24,7	–	–	–
Italie	37,1	14,3	25,3	–	–	–	–	–	–
Kazakhstan	198,1	48,9	116,4	–	–	–	–	–	–
Kirghizistan	144,9	34,3	86,8	–	–	–	–	–	–
Lettonie	148,8	32,2	84,9	138,6	30,3	79,2	141,0	32,5	82,0
Lituanie	197,9	42,9	113,1	–	–	–	–	–	–
Luxembourg	60,5	25,4	41,6	54,3	27,2	40,4	–	–	–
Malte	41,1	10,3	24,9	32,0	7,8	19,5	–	–	–
Monaco	–	–	–	–	–	–	–	–	–
Monténégro	–	–	–	–	–	–	–	–	–
Norvège	54,0	26,6	40,0	54,9	26,1	40,3	48,7	23,5	35,9
Ouzbékistan	–	–	–	–	–	–	–	–	–
Pays-Bas	35,4	18,0	26,3	34,6	18,6	26,3	–	–	–
Pologne	93,5	20,7	55,6	92,4	20,4	54,9	–	–	–
Portugal	50,6	17,1	32,7	46,1	14,3	29,2	–	–	–
République de Moldova	172,6	43,1	103,1	146,1	32,7	85,1	139,8	38,3	85,1
République tchèque	74,8	23,4	48,1	73,2	23,4	47,2	70,9	22,6	45,7
Roumanie	87,1	22,2	53,3	–	–	–	–	–	–
Royaume-Uni	36,8	16,1	26,3	–	–	–	–	–	–
Saint-Marin	–	–	–	–	–	–	–	–	–
Serbie	60,9	17,6	38,3	59,8	17,5	37,6	59,9	16,4	37,1
Slovaquie	84,3	19,5	50,1	–	–	–	–	–	–
Slovénie	87,0	28,7	56,3	–	–	–	–	–	–
Suède	50,7	21,1	35,4	–	–	–	–	–	–
Suisse	45,6	20,4	32,4	–	–	–	–	–	–
Tadjikistan	–	–	–	–	–	–	–	–	–
Turkménistan	–	–	–	–	–	–	–	–	–
Turquie	30,5	12,7	21,3	29,7	11,7	20,3	–	–	–
Ukraine	154,4	33,2	88,4	149,0	31,9	85,1	145,2	31,8	83,5
Nombre de pays pour lesquels des données sont disponibles	39	39	39	25	25	25	10	10	10

Espérance de vie à la naissance (en années)									Mortalité infantile pour 1 000 naissances vivantes		
Base de données européenne de la Santé pour tous									Base de données européenne de la Santé pour tous		
2010			2011			2012			2010	2011	2012
Hommes	Femmes	H et F	Hommes	Femmes	H et F	Hommes	Femmes	H et F			
73,0	80,2	76,6	73,1	80,3	76,8	–	–	–	7,0	7,0	–
–	–	–	–	–	–	–	–	–	–	–	–
78,1	83,1	80,6	78,5	83,4	81,0	78,7	83,4	81,1	3,4	3,6	3,3
–	–	–	–	–	–	–	–	–	–	–	–
–	–	–	–	–	–	71,3	77,8	74,6	11,4	11,7	10,8
78,0	83,6	80,9	78,4	84,0	81,3	–	–	–	3,9	3,6	–
–	–	–	–	–	–	–	–	–	–	–	–
–	–	–	–	–	–	–	–	–	–	–	–
77,5	83,0	80,3	–	–	–	–	–	–	3,6	–	–
–	–	–	74,2	79,0	76,7	–	–	–	–	5,8	–
70,3	77,4	73,8	70,8	77,9	74,3	–	–	–	9,4	8,5	7,8
73,6	80,0	76,9	74,0	80,4	77,3	74,0	80,7	77,4	4,4	4,7	3,6
79,9	84,5	82,2	80,1	83,9	82,0	–	–	–	2,9	2,8	–
–	–	–	78,0	82,1	80,1	–	–	–	3,4	3,4	–
79,2	85,4	82,3	79,4	85,5	82,5	–	–	–	3,2	3,2	–
70,7	80,8	76,0	71,3	81,4	76,6	–	–	–	3,3	2,4	–
73,0	77,3	75,1	–	–	–	–	–	–	7,6	–	–
63,1	75,0	69,0	–	–	–	–	–	–	7,6	–	–
77,0	83,7	80,3	77,5	84,0	80,8	–	–	–	2,3	2,4	–
78,4	85,4	82,0	–	–	–	–	–	–	3,5	–	–
70,2	79,0	74,7	–	–	–	–	–	–	11,2	–	–
78,5	82,9	80,7	78,6	83,2	80,9	–	–	–	3,8	3,4	–
70,8	78,6	74,8	71,3	78,8	75,2	71,7	78,8	75,3	5,3	4,9	4,9
78,5	83,0	80,8	–	–	–	–	–	–	3,8	–	–
–	–	–	–	–	–	–	–	–	–	–	–
80,2	84,1	82,2	80,4	84,1	82,3	–	–	–	3,7	3,5	–
79,8	85,0	82,5	–	–	–	–	–	–	3,4	–	–
63,7	73,5	68,6	–	–	–	–	–	–	16,5	–	–
65,5	73,7	69,5	–	–	–	–	–	–	22,3	–	–
68,6	78,4	73,7	68,6	78,8	73,9	68,9	79,0	74,1	5,7	6,6	6,3
68,0	79,0	73,6	–	–	–	–	–	–	4,3	–	–
78,8	83,9	81,5	79,2	83,9	81,7	–	–	–	2,7	2,8	–
79,3	83,6	81,5	78,8	83,1	81,0	–	–	–	5,5	6,3	–
–	–	–	–	–	–	–	–	–	–	–	–
79,1	83,5	81,3	79,3	83,7	81,5	79,7	83,6	81,7	2,6	2,3	2,5
–	–	–	–	–	–	–	–	–	–	–	–
79,1	83,1	81,2	79,5	83,2	81,5	–	–	–	3,8	3,6	–
72,3	80,8	76,6	72,7	81,2	77,0	–	–	–	5,0	4,7	–
76,8	83,3	80,1	77,4	83,9	80,7	–	–	–	2,6	3,1	–
64,9	73,5	69,1	66,8	75,1	71,0	67,2	75,1	71,1	11,8	11,0	9,8
74,6	81,0	77,8	74,9	81,2	78,1	75,1	81,3	78,2	2,7	2,7	2,6
70,2	77,6	73,8	–	–	–	–	–	–	9,8	9,4	–
78,8	82,7	80,8	–	–	–	–	–	–	4,3	–	–
–	–	–	–	–	–	–	–	–	–	–	–
71,8	77,0	74,4	72,0	77,3	74,6	72,4	77,5	74,9	6,7	6,3	6,2
71,8	79,4	75,7	–	–	–	–	–	–	5,7	–	–
76,6	83,2	80,0	–	–	–	–	–	–	2,5	–	–
79,7	83,7	81,8	–	–	–	–	–	–	2,5	–	–
80,4	85,0	82,8	–	–	–	–	–	–	3,8	–	–
–	–	–	–	–	–	–	–	–	–	–	–
74,4	79,6	77,0	74,5	80,0	77,2	–	–	–	12,0	11,7	–
65,2	75,3	70,3	66,0	76,0	71,1	66,2	76,2	71,3	9,2	9,0	8,4
39	39	39	25	25	25	10	10	10	41	27	11

Tableau A.2 (suite)

Indicateur	Pourcentage de la population disposant d'installations d'assainissement améliorées (%)								
Source des données	Programme commun OMS/UNICEF de surveillance de l'eau et de l'assainissement								
	2010			2011			2012		
Pays	Pop. urbaine	Pop. rurale	Pop. nationale	Pop. urbaine	Pop. rurale	Pop. nationale	Pop. urbaine	Pop. rurale	Pop. nationale
Moyenne régionale	94,3	88,4	92,5	94,3	88,5	92,6	94,3	88,5	92,6
Albanie	95,2	84,6	90,1	95,2	85,5	90,7	95,3	86,3	91,2
Allemagne	100,0	100,0	100,0	100,0	100,0	100,0	100,0	100,0	100,0
Andorre	100,0	100,0	100,0	100,0	100,0	100,0	100,0	100,0	100,0
Arménie	95,8	80,2	90,2	95,9	80,5	90,4	95,9	80,9	90,5
Autriche	100,0	100,0	100,0	100,0	100,0	100,0	100,0	100,0	100,0
Azerbaïdjan	85,9	77,5	82,0	85,9	77,5	82,0	85,9	77,5	82,0
Bélarus	94,0	95,7	94,4	94,0	95,5	94,4	94,0	95,3	94,3
Belgique	100,0	100,0	100,0	100,0	100,0	100,0	100,0	100,0	100,0
Bosnie-Herzégovine	98,8	92,2	95,4	98,8	92,2	95,4	98,9	92,1	95,4
Bulgarie	100,0	100,0	100,0	100,0	100,0	100,0	100,0	100,0	100,0
Chypre	100,0	100,0	100,0	100,0	100,0	100,0	100,0	100,0	100,0
Croatie	98,6	97,6	98,2	98,6	97,6	98,2	98,6	97,6	98,2
Danemark	100,0	100,0	100,0	100,0	100,0	100,0	100,0	100,0	100,0
Espagne	100,0	100,0	100,0	100,0	100,0	100,0	100,0	100,0	100,0
Estonie	95,8	93,8	95,2	95,8	93,8	95,2	95,8	93,8	95,2
Ex-République yougoslave de Macédoine	96,5	83,4	91,1	97,0	83,1	91,3	97,2	82,8	91,4
Fédération de Russie	74,4	59,3	70,4	74,4	59,3	70,4	74,4	59,3	70,5
Finlande	100,0	100,0	100,0	100,0	100,0	100,0	100,0	100,0	100,0
France	100,0	100,0	100,0	100,0	100,0	100,0	100,0	100,0	100,0
Géorgie	95,7	91,3	93,6	95,6	91,0	93,4	95,5	90,7	93,3
Grèce	99,4	97,5	98,6	99,4	97,5	98,6	99,4	97,5	98,6
Hongrie	100,0	100,0	100,0	100,0	100,0	100,0	100,0	100,0	100,0
Irlande	99,6	97,9	99,0	99,6	97,9	99,0	99,6	97,9	99,0
Islande	100,0	100,0	100,0	100,0	100,0	100,0	100,0	100,0	100,0
Israël	100,0	100,0	100,0	100,0	100,0	100,0	100,0	100,0	100,0
Italie	–	–	–	–	–	–	–	–	–
Kazakhstan	96,9	97,9	97,4	97,0	98,0	97,4	97,0	98,0	97,5
Kirghizistan	91,9	91,7	91,8	91,9	91,7	91,8	91,9	91,7	91,8
Lettonie	–	–	–	–	–	–	–	–	–
Lituanie	98,2	83,7	93,4	98,4	84,6	93,9	98,7	85,4	94,3
Luxembourg	100,0	100,0	100,0	100,0	100,0	100,0	100,0	100,0	100,0
Malte	100,0	100,0	100,0	100,0	100,0	100,0	100,0	100,0	100,0
Monaco	100,0	–	100,0	100,0	–	100,0	100,0	–	100,0
Monténégro	91,9	86,8	90,0	91,9	86,8	90,0	91,9	86,8	90,0
Norvège	100,0	100,0	100,0	100,0	100,0	100,0	100,0	100,0	100,0
Ouzbékistan	100,0	100,0	100,0	100,0	100,0	100,0	100,0	100,0	100,0
Pays-Bas	100,0	100,0	100,0	100,0	100,0	100,0	100,0	100,0	100,0
Pologne	95,7	–	–	95,7	–	–	95,7	–	–
Portugal	100,0	100,0	100,0	100,0	100,0	100,0	100,0	100,0	100,0
République de Moldova	88,8	82,3	85,4	89,0	83,4	86,1	89,2	84,4	86,7
République tchèque	100,0	100,0	100,0	100,0	100,0	100,0	100,0	100,0	100,0
Roumanie	–	–	–	–	–	–	–	–	–
Royaume-Uni	100,0	100,0	100,0	100,0	100,0	100,0	100,0	100,0	100,0
Saint-Marin	–	–	–	–	–	–	–	–	–
Serbie	98,3	95,5	97,1	98,5	95,6	97,2	98,6	95,7	97,3
Slovaquie	99,9	99,6	99,7	99,9	99,6	99,7	99,9	99,6	99,7
Slovénie	100,0	100,0	100,0	100,0	100,0	100,0	100,0	100,0	100,0
Suède	100,0	100,0	100,0	100,0	100,0	100,0	100,0	100,0	100,0
Suisse	100,0	100,0	100,0	100,0	100,0	100,0	100,0	100,0	100,0
Tadjikistan	93,4	93,8	93,7	93,5	94,2	94,0	93,6	94,6	94,4
Turkménistan	100,0	98,2	99,1	100,0	98,2	99,1	100,0	98,2	99,1
Turquie	97,2	75,5	90,8	97,2	75,5	91,0	97,2	75,5	91,2
Ukraine	96,5	89,4	94,3	96,5	89,4	94,3	96,5	89,4	94,3
Nombre de pays pour lesquels des données sont disponibles	49	47	48	49	47	48	49	47	48

Taux de chômage (en %)			Part des dépenses totales de santé à la charge des ménages			Total des dépenses de santé en pourcentage du PIB (estimations de l'OMS)		
Base de données européenne de la Santé pour tous			Base de données européenne de la Santé pour tous			Base de données européenne de la Santé pour tous		
2010	2011	2012	2010	2011	2012	2010	2011	2012
9,2	8,8	9,3	24,3	24,4	24,2	8,4	8,2	8,3
–	–	–	54,5	51,9	52,2	5,5	6,0	6,0
7,1	5,9	–	11,9	12,0	12,1	11,6	11,3	11,3
–	–	–	19,6	19,5	17,5	7,2	7,2	8,3
6,9	6,2	17,3	55,9	47,1	54,6	4,6	3,7	4,5
4,4	4,2	4,3	15,2	15,3	15,2	11,6	11,3	11,5
0,9	–	–	69,2	69,8	69,0	5,3	5,0	5,4
0,7	0,6	0,5	19,9	26,6	19,5	5,6	4,9	5,0
8,3	7,2	7,6	20,7	19,7	19,7	10,5	10,5	10,8
27,2	27,6	–	28,3	27,8	27,8	9,8	9,9	9,9
10,2	11,3	12,3	42,9	43,3	42,3	7,6	7,3	7,4
6,2	7,9	11,8	49,4	49,4	49,5	7,4	7,4	7,3
11,8	13,4	15,8	14,6	13,8	13,9	7,8	6,8	6,8
6,0	7,6	6,1	13,2	12,8	12,6	11,1	10,9	11,2
20,1	21,6	25,0	19,8	20,7	20,3	9,6	9,3	9,6
16,9	12,5	10,2	18,7	17,8	18,4	6,3	5,8	5,9
32,0	31,4	31,0	36,2	36,4	35,9	7,0	6,9	7,1
7,5	6,6	–	36,4	35,3	34,3	6,3	6,1	6,3
8,4	7,8	7,7	19,8	18,6	18,6	9,0	9,0	9,2
9,3	9,2	9,9	7,4	7,5	7,4	11,7	11,6	11,8
–	–	–	69,1	64,9	64,7	10,1	9,4	9,2
12,5	17,7	–	29,2	31,0	29,7	9,4	9,0	9,3
11,2	10,9	10,9	26,3	26,0	27,1	8,0	7,9	7,8
13,6	14,4	–	12,9	14,0	15,0	9,3	8,8	8,1
7,6	7,1	6,0	17,9	18,0	17,9	9,4	9,2	9,1
6,6	5,6	6,9	25,0	25,3	25,0	7,6	7,6	7,5
8,4	8,4	10,7	19,9	20,5	20,2	9,4	9,2	9,2
5,8	5,4	5,3	40,4	41,5	41,7	4,3	3,9	4,2
2,6	2,5	–	38,7	34,5	34,8	6,7	6,2	7,1
19,5	16,2	15,0	34,9	37,1	37,4	6,5	6,0	6,0
17,8	15,4	13,4	26,4	27,9	28,5	7,1	6,7	6,7
4,4	4,9	–	10,0	11,5	11,2	7,2	6,7	6,9
6,9	6,5	6,4	33,4	33,8	32,3	8,5	8,8	9,1
–	–	–	7,0	7,0	7,0	4,4	4,4	4,4
19,7	19,7	19,7	38,0	38,1	36,7	7,2	7,2	7,6
3,7	3,3	3,2	13,6	13,4	13,4	10,0	9,9	9,0
–	–	–	45,2	46,2	44,1	5,4	5,6	5,9
4,5	4,4	5,3	5,3	5,5	5,6	12,1	11,9	12,4
12,4	12,5	13,4	22,2	22,4	22,8	7,0	6,8	6,7
10,8	12,7	15,7	25,8	27,3	31,7	10,8	10,2	9,5
4,0	3,6	2,8	44,9	45,1	45,3	11,7	11,4	11,7
7,3	6,7	7,0	14,9	14,7	14,2	7,4	7,5	7,7
7,0	7,4	7,0	19,2	20,3	21,8	6,0	5,6	5,1
7,8	8,0	–	9,4	9,8	9,9	9,6	9,4	9,4
–	4,8	–	14,3	13,6	12,3	5,3	5,5	6,5
20,0	23,6	24,6	36,4	36,2	37,1	10,7	10,3	10,5
14,4	13,5	14,0	25,7	22,5	22,8	9,0	7,9	7,8
7,3	8,2	8,9	12,2	11,8	11,9	8,9	8,9	8,8
8,4	7,6	7,7	16,4	16,2	16,1	9,5	9,5	9,6
4,5	4,1	–	25,1	25,8	28,1	10,9	11,0	11,3
–	–	–	66,5	60,1	60,1	6,0	5,8	5,8
–	–	–	43,7	36,2	36,8	2,1	2,1	2,0
11,9	9,8	9,3	16,1	17,6	16,8	6,8	6,1	6,3
8,1	–	–	40,5	41,5	42,4	7,8	7,3	7,6
45	44	34	53	53	53	53	53	53

Le nombre de décès maternels est très faible dans la plupart des pays européens et les variations constatées d'une année sur l'autre au niveau national sont en majorité aléatoires, en particulier lorsque le nombre de naissances vivantes est peu élevé. Pour ces raisons, les taux de mortalité maternelle présentés dans la carte 2.4 ont été calculés à partir d'une moyenne des trois dernières années pour lesquelles des données sont disponibles (tableau A.4).

Étant donné que les bases de données de l'OMS sont mises à jour tous les ans, le présent rapport ne donne qu'un instantané des données les plus récentes disponibles au moment de sa rédaction. Les moyennes régionales et les valeurs minimales et maximales enregistrées dans la Région pour plusieurs indicateurs sont susceptibles de changer après la publication du rapport, à mesure que les pays communiqueront leurs données à l'OMS. Ces chiffres doivent donc tous être interprétés avec précaution, notamment en ce qui concerne les années les plus récentes, pour lesquels la couverture des données est la plus lacunaire. Comme nous l'avons vu au chapitre 2, cet aspect limite la capacité de tirer des conclusions au sujet des progrès réalisés par rapport aux cibles de Santé 2020

Tableau A.3.
Sources de données autres que l'OMS utilisées pour les indicateurs quantitatifs de base et sources des données utilisées pour les indicateurs supplémentaires présentés au chapitre 2

Indicateur	Source des données
Indicateurs de base	
Proportion d'enfants officiellement en âge de fréquenter l'école primaire mais non scolarisés	Institut de statistique de l'UNESCO
Satisfaction par rapport à la vie	Gallup World Poll (par l'intermédiaire du PNUD)
Existence d'un soutien social	Gallup World Poll (par l'intermédiaire de HelpAge International)
Indicateurs supplémentaires	
Proportions d'adolescents présentant un IMC supérieur de plus d'un écart-type à l'IMC de référence moyen de l'OMS pour l'âge considéré	Étude HBSC : rapport international établi à partir de l'enquête 2009-2010
Taux standardisés selon l'âge de mortalité due aux causes suivantes : a) accidents de la circulation impliquant des véhicules à moteur ; b) intoxication accidentelle ; c) intoxication par l'alcool ; d) suicides ; e) chutes accidentelles ; f) homicides et agressions	Base de données européenne de la Santé pour tous
Espérance de vie à la naissance et à 65 ans	Base de données européenne de la Santé pour tous
Nombre de décès maternels pour 100 000 naissances vivantes	Base de données européenne de la Santé pour tous

Tableau A.4.

Moyennes sur trois ans utilisées pour déterminer les taux de mortalité maternelle présentés sur la carte 2.4

Pays	Nombre de décès maternels pour 100 000 naissances vivantes : moyenne calculée à partir des trois années les plus récentes	Années utilisées pour le calcul de la moyenne
Albanie	3,9	2009-2011
Allemagne	5,0	2010-2012
Andorre	0,0	2010-2012
Arménie	15,4	2010-2012
Autriche	1,7	2010-2012
Azerbaïdjan	15,3	2010-2012
Bélarus	0,9	2010-2012
Belgique	5,7	2008-2010
Bosnie-Herzégovine	7,8	2011, 2012[a]
Bulgarie	5,0	2010-2012
Chypre	10,8	2006, 2008, 2010
Croatie	8,7	2010-2012
Danemark	2,7	2010-2012
Espagne	3,5	2009-2011
Estonie	9,0	2010-2012
Ex-République yougoslave de Macédoine	5,6	2010-2012
Fédération de Russie	20,0	2008-2010
Finlande	2,2	2009-2011
France	8,2	2008-2010
Géorgie	23,7	2010-2012
Grèce	4,1	2009-2011
Hongrie	11,9	2010-2012
Irlande	2,7	2010-2012
Islande	7,4	2009-2011
Israël	4,4	2010-2012
Italie	2,8	2008-2010
Kazakhstan	18,1	2010-2012
Kirghizistan	57,6	2009-2011
Lettonie	17,1	2010-2012
Lituanie	7,4	2010-2012
Luxembourg	11,2	2010-2012
Malte	8,3	2010-2012
Monaco	0,0	2012[b]
Monténégro	17,7	2001, 2007[a]
Norvège	3,3	2010-2012
Ouzbékistan	21,4	2010-2012
Pays-Bas	2,4	2010-2012
Pologne	2,1	2009-2011
Portugal	6,7	2009-2011
République de Moldova	30,1	2010-2012
République tchèque	7,8	2010-2012
Roumanie	20,3	2010-2012
Royaume-Uni	6,8	2008-2010
Saint-Marin	0,0	2005, 2010[a]
Serbie	14,4	2010-2012
Slovaquie	4,5	2010-2012
Slovénie	11,2	2007-2009
Suède	2,6	2010-2012
Suisse	3,8	2009-2011
Tadjikistan	37,2	2010-2012
Turkménistan	5,5	2010-2012
Turquie	16,0	2010-2012
Ukraine	17,6	2010-2012

[a] Données uniquement disponibles pour deux années.

[b] Données uniquement disponibles pour une année.

Source : base de données européenne de la Santé pour tous *(12).*

depuis l'année de référence de 2010. Le tableau A.2 donne une vue d'ensemble des données provenant des sources de l'OMS et utilisées dans le présent rapport pour les indicateurs de base depuis 2010.

Observations relatives à la qualité et à la comparabilité des données

Pour des informations plus détaillées sur la qualité et la comparabilité des données, il est possible de se référer aux sections des sources utilisées consacrées aux métadonnées. De plus, certaines questions liées au codage des données relatives aux causes de décès et aux sources des statistiques d'état civil sont mises en évidence ci-dessous, car elles sont déterminantes au regard de l'amélioration du suivi des indicateurs de Santé 2020 relatifs à la mortalité.

De nombreux indicateurs de Santé 2020 reposent sur les données relatives aux causes de décès, et plusieurs problèmes communs touchent tous les indicateurs calculés sur la base de ces données. Premièrement, bien que la Région européenne ait la couverture de données la plus élevée de toutes les Régions de l'OMS, cette couverture, de même que l'exhaustivité des données, est inférieure à 100 % dans plusieurs pays européens, d'après les estimations *(13)*. Deuxièmement, dans certains pays, une proportion non négligeable de décès certifiés par un médecin est attribuée soit à des causes mal définies (codes du chapitre XVIII de la CIM-10), soit à des codes non spécifiques qui ont un intérêt limité au regard de la santé publique. Les codes non spécifiques correspondent souvent au mode de décès et non pas à la cause initiale de décès (par exemple, à la septicémie, et non pas à l'infection respiratoire ayant provoqué cette septicémie) *(14, 15)*. Troisièmement, la classification CIM utilisée pour classer les causes initiales de décès est mise à jour en permanence, et les règles de codage et les catégories de maladies répertoriées sont revues régulièrement, c'est pourquoi il est difficile de suivre les tendances dans le temps *(15-17)*. Enfin, il existe d'importantes variations en ce qui concerne l'homogénéité pour un même codeur ou entre différents codeurs (cohérence du jugement d'un codeur à plusieurs occasions et par rapport à d'autres codeurs) et la fiabilité du codage CIM dans différents pays européens *(18-20)* ; cette homogénéité peut être inférieure à 60 % au niveau des codes CIM à trois caractères. Il est recommandé de notifier les données au niveau des codes à trois ou quatre caractères, mais plusieurs pays utilisent la liste spéciale 1 pour la mise en tableaux des causes de mortalité *(21)*, ce qui réduit le niveau de détail et limite les possibilités d'analyse. Deux pays de la Région utilisent la neuvième, et non pas la dixième version (la plus récente) de la CIM pour notifier les causes de décès.

La question de l'exhaustivité et de la couverture des données est particulièrement importante dans le cas de l'évaluation de la mortalité chez les nourrissons et les enfants. Dans plusieurs pays, faute de systèmes d'enregistrement et de statistiques d'état civil fonctionnant correctement, les naissances et les décès ne sont pas tous enregistrés. Dans la mesure où la sous-notification des décès et des naissances est plus courante lorsque le décès se produit peu de temps après la naissance – la naissance n'est alors pas enregistrée, ou enregistrée en tant que mortinaissance ou fausse couche – il se peut que ces pays notifient des taux de mortalité infantile peu élevés qui sont donc inexacts. En règle générale, les naissances qui se produisent hors du secteur sanitaire sont moins souvent enregistrées. De plus, plusieurs pays de la Région ont longtemps utilisé ou utilisent encore l'ancienne définition soviétique de la naissance vivante ou ses variantes, qui ne sont pas comparables avec les définitions internationales de la naissance vivante recommandées par l'OMS *(21)*. Il s'en est ensuivi une sous-estimation des taux de mortalité infantile de l'ordre de 20 à 25 % *(22)*.

Les bases de données du Bureau régional de l'OMS pour l'Europe contiennent essentiellement les données officielles communiquées par les ministères de la Santé, qui constituent la source de données privilégiée pour les indicateurs de Santé 2020. L'OMS ne corrige, n'ajuste ni ne redistribue les données fournies par les pays, c'est pourquoi toutes les limites susmentionnées s'appliquent aux chiffres de la mortalité utilisés aux fins du suivi des indicateurs de Santé 2020.

Bibliographie

1.	Developing indicators for the Health 2020 targets: first meeting of the expert group, Utrecht, the Netherlands, 18–19 June 2012. Copenhagen: WHO Regional Office for Europe; 2012 (http:// www.euro.who.int/en/health-topics/health-determinants/social-

determinants/activities/data-analysis-and-monitoring/developing-indicators-for-the-health-2020-targets, accessed
6 May 2015).

2.   Measurement of and target-setting for well-being: an initiative by
the WHO Regional Office for Europe; first meeting of the expert
group, Copenhagen, Denmark, 8–9 February 2012. Copenhagen:
WHO Regional Office for Europe; 2012 (http://www.euro.who.int/en/
health-topics/health-determinants/social-determinants/activities/
data-analysis-and-monitoring/measurement-of-and-target-setting-
for-well-being-an-initiative-by-the-who-regional-office-for-europe/
first-meeting-of-the-expert-group,-copenhagen,-denmark,-89-
february-2012, accessed 6 May 2015).

3.   Measurement of and target-setting for well-being: an initiative by
the WHO Regional Office for Europe; second meeting of the expert
group, Paris, France, 25–26 June 2012. Copenhagen: WHO Regional
Office for Europe; 2012 (http://www.euro.who.int/en/publications/
abstracts/measurement-of-and-target-setting-for-well-being-an-
initiative-by-the-who-regional-office-for-europe, accessed 6 May
2015).

4.   Joint meeting of experts on targets and indicators for health and
well-being in Health 2020. Copenhagen: WHO Regional Office for
Europe; 2013 (http://www.euro.who.int/en/publications/abstracts/
joint-meeting-of-experts-on-targets-and-indicators-for-health-and-
well-being-in-health-2020, accessed 6 May 2015).

5.   Second joint meeting of experts on targets and indicators for
health and well-being in Health 2020. Copenhagen: WHO Regional
Office for Europe; 2014 (http://www.euro.who.int/en/health-topics/
health-policy/health-2020-the-european-policy-for-health-and-
well-being/publications/2014/second-joint-meeting-of-experts-on-
targets-and-indicators-for-health-and-well-being-in-health-2020,
accessed 6 May 2015).

6.   Les indicateurs pour les « cibles » de Santé 2020. Copenhague :
Bureau régional de l'OMS pour l'Europe ; 2013 (EUR/RC63/R3; http://
www.euro.who.int/fr/about-us/governance/regional-committee-
for-europe/past-sessions/sixty-third-session/resolutions-and-
decisions/eurrc63r3-indicators-for-health-2020-targets, consulté le
15 septembre 2014).

7. Targets and indicators for Health 2020. Version 2. Copenhagen: WHO Regional Office for Europe; 2014 (http://www.euro.who.int/en/health-topics/health-policy/health-2020-the-european-policy-for-health-and-well-being/publications/2014/targets-and-indicators-for-health-2020.-version-2, accessed 5 May 2015).

8. Financement de la santé et couverture universelle. *In* : Organisation mondiale de la santé [site Web]. Genève : Organisation mondiale de la santé ; 2015 (http://www.who.int/health_financing/universal_coverage_definition/fr/, consulté le 15 septembre 2015).

9. Projet de cadre global mondial de suivi et cibles pour la lutte contre les maladies non transmissibles – Réunion formelle des États membres pour achever les travaux concernant le cadre global mondial de suivi, indicateurs compris, et un ensemble de cibles volontaires à l'échelle mondiale pour la lutte contre les maladies non transmissibles. Genève : Organisation mondiale de la santé ; 2013 (A66/8 ; http://apps.who.int/iris/handle/10665/150230, consulté le 15 septembre 2015).

10. Déclaration de Parme sur l'environnement et la santé. Copenhague : Bureau régional de l'OMS pour l'Europe ; 2010 (http://www.euro.who.int/fr/health-topics/noncommunicable-diseases/cancer/publications/2010/parma-declaration-on-environment-and-health, consulté le 15 septembre 2015).

11. Global status report on noncommunicable diseases 2014. Geneva: World Health Organization; 2014 (http://www.who.int/nmh/publications/ncd-status-report-2014/en/, accessed 3 February 2015).

12. Base de données européenne de la Santé pour tous, version hors ligne, avril 2014. Copenhague : Bureau régional de l'OMS pour l'Europe ; 2014.

13. Mathers CD, Ma Fat D, Inoue M, Rao C, Lopez AD. Counting the dead and what they died from: an assessment of the global status of cause of death data. Bull World Health Organ. 2005;83(3):171–7.

14. Naghavi M, Makela S, Foreman K, O'Brien J, Pourmalek F, Lozano R. Algorithms for enhancing public health utility of national causes-of-death data. Popul Health Metr. 2010;8:9. doi:10.1186/1478-7954-8-9.

15. Janssen F, Kunst AE. ICD coding changes and discontinuities in trends in cause-specific mortality in six European countries, 1950–99. Bull World Health Organ. 2004;82(12):904–13. doi:10.1590/S0042–96862004001200006.

16. Comparabilité de la CIM-10 et de la CIM-9 pour les statistiques de la mortalité au Canada. Ottawa : Statistique Canada ; 2005 (http://www5.statcan.gc.ca/olc-cel/olc.action?ObjId=84-548-X&ObjType=2&lang=fr&limit=0, consulté le 15 septembre 2015).

17. Rooney C, Griffiths C, Cook L. The implementation of ICD-10 for cause of death coding – some preliminary results from the bridge coding study. Health Stat Q. 2002;13:31–41.

18. Winkler V, Ott JJ, Becher H. Reliability of coding causes of death with ICD-10 in Germany. Int J Public Health. 2010;55(1):43–8. doi:10.1007/s00038-009-0053-7.

19. Johansson LA, Korpi H, Pedersen AG. Nomesco report on mortality statistics – theme section 2010. Copenhagen: Nordic Medico Statistical Committee (NOMESCO); 2010 (http://www.nordclass.se/Mortality.htm, accessed 6 May 2015).

20. Harteloh P, de Bruin K, Kardaun J. The reliability of cause-of-death coding in the Netherlands. Eur J Epidemiol. 2010;25(8):531–8. doi:10.1007/s10654-010-9445-5.

21. CIM-10 : Classification statistique internationale des maladies et des problèmes de santé connexes, dixième révision. Genève : Organisation mondiale de la santé ; 2008 (http://apps.who.int/classifications/icd10/browse/Content/statichtml/ICD10Volume2_fr_2008.pdf, consulté le 15 septembre 2015).

22. Aleshina N, Redmond G. How high is infant mortality in central and eastern Europe and the CIS? Florence: UNICEF Innocenti Research Centre; 2003 (Innocenti Working Paper, No. 95; http://www.asksource.info/resources/how-high-infant-mortality-central-and-eastern-europe-and-cis, accessed 2 June 2015).